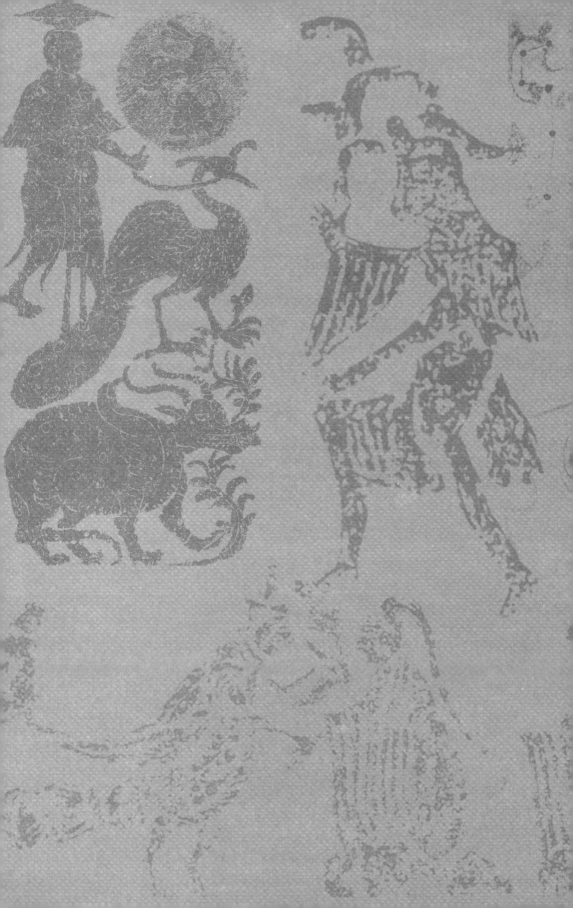

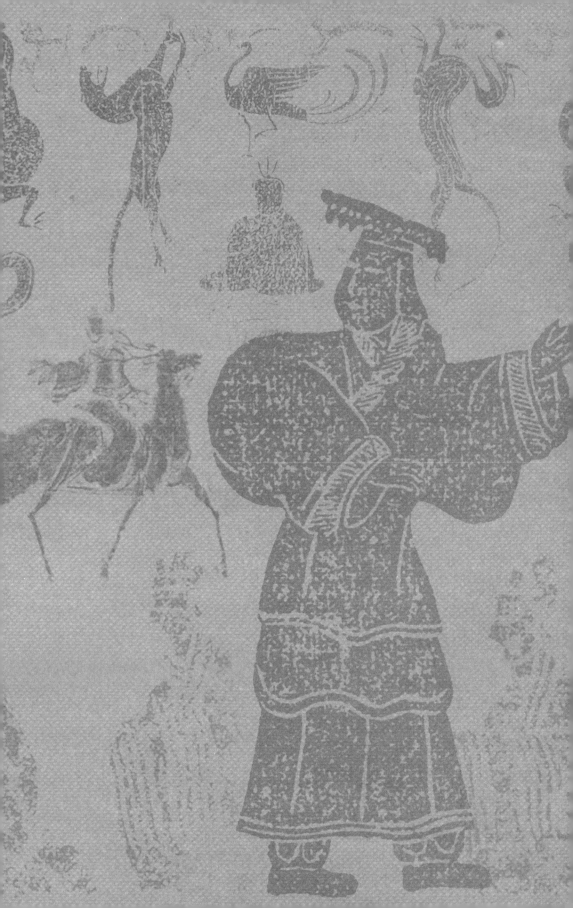

中国古医籍整理丛书

医 学 粹 精

清·陈嘉璨 编撰

熊 俊 校注

中国中医药出版社

·北 京·

图书在版编目（CIP）数据

医学粹精／（清）陈嘉璲编撰；熊俊校注 . —北京：中国中医药出版社，2016.11

（中国古医籍整理丛书）

ISBN 978 – 7 – 5132 – 3509 – 9

Ⅰ.①医… Ⅱ.①陈… ②熊… Ⅲ.①中国医药学 – 中国 – 清代 Ⅳ.①R2 – 52

中国版本图书馆 CIP 数据核字（2016）第 154797 号

中 国 中 医 药 出 版 社 出 版
北京市朝阳区北三环东路 28 号易亨大厦 16 层
邮政编码 100013
传真 010 64405750
保定市中画美凯印刷有限公司印刷
各地新华书店经销

*

开本 710 × 1000 1/16 印张 15.5 字数 110 千字
2016 年 11 月第 1 版 2016 年 11 月第 1 次印刷
书 号 ISBN 978 – 7 – 5132 – 3509 – 9

*

定价 48.00 元
网址 www.cptcm.com

国家中医药管理局
中医药古籍保护与利用能力建设项目
组织工作委员会

项目专家组

顾　问　马继兴　张灿玾　李经纬

组　长　余瀛鳌

成　员　李致忠　钱超尘　段逸山　严世芸　鲁兆麟
　　　　　郑金生　林端宜　欧阳兵　高文柱　柳长华
　　　　　王振国　王旭东　崔　蒙　严季澜　黄龙祥
　　　　　陈勇毅　张志清

项目办公室（组织工作委员会办公室）

主　任　王振国　王思成

副主任　王振宇　刘群峰　陈榕虎　杨振宁　朱毓梅
　　　　　刘更生　华中健

成　员　陈丽娜　邱　岳　王　庆　王　鹏　王春燕
　　　　　郭瑞华　宋咏梅　周　扬　范　磊　张永泰
　　　　　罗海鹰　王　爽　王　捷　贺晓路　熊智波

秘　书　张丰聪

前　言

　　中医药古籍是传承中华优秀文化的重要载体，也是中医学传承数千年的知识宝库，凝聚着中华民族特有的精神价值、思维方法、生命理论和医疗经验，不仅对于传承中医学术具有重要的历史价值，更是现代中医药科技创新和学术进步的源头和根基。保护和利用好中医药古籍，是弘扬中国优秀传统文化、传承中医学术的必由之路，事关中医药事业发展全局。

　　1949 年以来，在政府的大力支持和推动下，开展了系统的中医药古籍整理研究。1958 年，国务院科学规划委员会古籍整理出版规划小组在北京成立，负责指导全国的古籍整理出版工作。1982 年，国务院古籍整理出版规划小组召开全国古籍整理出版规划会议，制定了《古籍整理出版规划（1982—1990）》，卫生部先后下达了两批 200 余种中医古籍整理任务，掀起了中医古籍整理研究的新高潮，对中医文化与学术的弘扬、传承和发展，发挥了极其重要的作用，产生了不可估量的深远影响。

　　2007 年《国务院办公厅关于进一步加强古籍保护工作的意见》明确提出进一步加强古籍整理、出版和研究利用，以及

"保护为主、抢救第一、合理利用、加强管理"的方针。2009年《国务院关于扶持和促进中医药事业发展的若干意见》指出，要"开展中医药古籍普查登记，建立综合信息数据库和珍贵古籍名录，加强整理、出版、研究和利用"。《中医药创新发展规划纲要（2006—2020)》强调继承与创新并重，推动中医药传承与创新发展。

2003~2010年，国家财政多次立项支持中国中医科学院开展针对性中医药古籍抢救保护工作，在中国中医科学院图书馆设立全国唯一的行业古籍保护中心，影印抢救濒危珍本、孤本中医古籍1640余种；整理发布《中国中医古籍总目》；遴选351种孤本收入《中医古籍孤本大全》影印出版；开展了海外中医古籍目录调研和孤本回归工作，收集了11个国家和2个地区137个图书馆的240余种书目，基本摸清流失海外的中医古籍现状，确定国内失传的中医药古籍共有220种，复制出版海外所藏中医药古籍133种。2010年，国家财政部、国家中医药管理局设立"中医药古籍保护与利用能力建设项目"，资助整理400余种中医药古籍，并着眼于加强中医药古籍保护和研究机构建设，培养中医古籍整理研究的后备人才，全面提高中医药古籍保护与利用能力。

在此，国家中医药管理局成立了中医药古籍保护和利用专家组和项目办公室，专家组负责项目指导、咨询、质量把关，项目办公室负责实施过程的统筹协调。专家组成员对古籍整理研究具有丰富的经验，有的专家从事古籍整理研究长达70余年，深知中医药古籍整理研究的重要性、艰巨性与复杂性，履行职责认真务实。专家组从书目确定、版本选择、点校、注释等各方面，为项目实施提供了强有力的专业指导。老一辈专家的学术水平和智慧，是项目成功的重要保证。项目承担单位山东中医药大学、南京中医药大学、上海中医药大学、福建中医药大学、浙江省中医药研究院、陕西省中医药研究院、河南省中医药研究院、辽宁中医药大学、成都中医药大学及所在省市中医药管理部门精心组织，充分发挥区域间互补协作的优势，并得到承担项目出版工作的中国中医药出版社大力配合，全面推进中医药古籍保护与利用网络体系的构建和人才队伍建设，使一批有志于中医学术传承与古籍整理工作的人才凝聚在一起，研究队伍日益壮大，研究水平不断提高。

　　本着"抢救、保护、发掘、利用"的理念，该项目重点选择近60年未曾出版的重要古医籍，综合考虑所选古籍的保护价值、学术价值和实用价值。400余种中医药古籍涵盖了医经、基础理论、诊法、伤寒金匮、温病、本草、方书、内科、外科、女科、儿科、伤科、眼科、咽喉口齿、针灸推拿、养生、医案医话医论、医史、临证综合等门类，跨越唐、宋、金元、明以迄清末。全部古籍均按照项目办公室组织完成的行业标准《中医古籍整理规范》及《中医药古籍整理细则》进行整理校注，绝大多数中医药古籍是第一次校注出版，一批孤本、稿本、抄本更是首次整理面世。对一些重要学术问题的研究成果，则集中收录于各书的"校注说明"或"校注后记"中。

　　"既出书又出人"是本项目追求的目标。近年来，中医药古籍整理工作形势严峻，老一辈逐渐退出，新一代普遍存在整理研究古籍的经验不足、专业思想不坚定等问题，使中医古籍整理面临人才流失严重、青黄不接的局面。通过本项目实施，搭建平台，完善机制，培养队伍，提升能力，经过近5年的建设，锻炼了一批优秀人才，老中青三代齐聚一堂，有效地稳定了研究队伍，为中医药古籍整理工作的开展和中医文化与学术的传承提供必备的知识和人才储备。

本项目的实施与《中国古医籍整理丛书》的出版，对于加强中医药古籍文献研究队伍建设、建立古籍研究平台，提高古籍整理水平均具有积极的推动作用，对弘扬我国优秀传统文化，推进中医药继承创新，进一步发挥中医药服务民众的养生保健与防病治病作用将产生深远影响。

第九届、第十届全国人大常委会副委员长许嘉璐先生，国家卫生计生委副主任、国家中医药管理局局长、中华中医药学会会长王国强先生，我国著名医史文献专家、中国中医科学院马继兴先生在百忙之中为丛书作序，我们深表敬意和感谢。

由于参与校注整理工作的人员较多，水平不一，诸多方面尚未臻完善，希望专家、读者不吝赐教。

国家中医药管理局中医药古籍保护与利用能力建设项目办公室
二○一四年十二月

许 序

　　"中医"之名立，迄今不逾百年，所以冠以"中"字者，以别于"洋"与"西"也。慎思之，明辨之，斯名之出，无奈耳，或亦时人不甘泯没而特标其犹在之举也。

　　前此，祖传医术（今世方称为"学"）绵延数千载，救民无数；华夏屡遭时疫，皆仰之以度困厄。中华民族之未如印第安遭染殖民者所携疾病而族灭者，中医之功也。

　　医兴则国兴，国强则医强。百年运衰，岂但国土肢解，五千年文明亦不得全，非遭泯灭，即蒙冤扭曲。西方医学以其捷便速效，始则为传教之利器，继则以"科学"之冕畅行于中华。中医虽为内外所夹击，斥之为蒙昧，为伪医，然四亿同胞衣食不保，得获西医之益者甚寡，中医犹为人民之所赖。虽然，中国医学日益陵替，乃不可免，势使之然也。呜呼！覆巢之下安有完卵？

　　嗣后，国家新生，中医旋即得以重振，与西医并举，探寻结合之路。今也，中华诸多文化，自民俗、礼仪、工艺、戏曲、历史、文学，以至伦理、信仰，皆渐复起，中国医学之兴乃属必然。

迄今中医犹为国家医疗系统之辅，城市尤甚。何哉？盖一则西医赖声、光、电技术而于20世纪发展极速，中医则难见其进。二则国人惊羡西医之"立竿见影"，遂以为其事事胜于中医。然西医已自觉将入绝境：其若干医法正负效应相若，甚或负远逾于正；研究医理者，渐知人乃一整体，心、身非如中世纪所认定为二对立物，且人体亦非宇宙之中心，仅为其一小单位，与宇宙万象万物息息相关。认识至此，其已向中国医学之理念"靠拢"矣，虽彼未必知中国医学何如也。唯其不知中国医理何如，纯由其实践而有所悟，益以证中国之认识人体不为伪，亦不为玄虚。然国人知此趋向者，几人？

国医欲再现宋明清高峰，成国中主流医学，则一须继承，一须创新。继承则必深研原典，激清汰浊，复吸纳西医及我藏、蒙、维、回、苗、彝诸民族医术之精华；创新之道，在于今之科技，既用其器，亦参照其道，反思己之医理，审问之，笃行之，深化之，普及之，于普及中认知人体及环境古今之异，以建成当代国医理论。欲达于斯境，或需百年欤？予恐西医既已醒悟，若加力吸收中医精粹，促中医西医深度结合，形成21世纪之新医学，届时"制高点"将在何方？国人于此转折之机，能不忧虑而奋力乎？

予所谓深研之原典，非指一二习见之书、千古权威之作；就医界整体言之，所传所承自应为医籍之全部。盖后世名医所著，乃其秉诸前人所述，总结终生行医用药经验所得，自当已成今世、后世之要籍。

盛世修典，信然。盖典籍得修，方可言传言承。虽前此50余载已启医籍整理、出版之役，惜旋即中辍。阅20载再兴整理、出版之潮，世所罕见之要籍千余部陆续问世，洋洋大观。

今复有"中医药古籍保护与利用能力建设"之工程，集九省市专家，历经五载，董理出版自唐迄清医籍，都400余种，凡中医之基础医理、伤寒、温病及各科诊治、医案医话、推拿本草，俱涵盖之。

噫！璐既知此，能不胜其悦乎？汇集刻印医籍，自古有之，然孰与今世之盛且精也！自今而后，中国医家及患者，得览斯典，当于前人益敬而畏之矣。中华民族之屡经灾难而益蕃，乃至未来之永续，端赖之也，自今以往岂可不后出转精乎？典籍既蜂出矣，余则有望于来者。

谨序。

第九届、十届全国人大常委会副委员长

许嘉璐

二〇一四年冬

王 序

　　中医学是中华民族在长期生产生活实践中，在与疾病作斗争中逐步形成并不断丰富发展的医学科学，是中国古代科学的瑰宝，为中华民族的繁衍昌盛作出了巨大贡献，对世界文明进步产生了积极影响。时至今日，中医学作为我国医学的特色和重要医药卫生资源，与西医学相互补充、相互促进、协调发展，共同担负着维护和促进人民健康的任务，已成为我国医药卫生事业的重要特征和显著优势。

　　中医药古籍在存世的中华古籍中占有相当重要的比重，不仅是中医学术传承数千年最为重要的知识载体，也是中医为中华民族繁衍昌盛发挥重要作用的历史见证。中医药典籍不仅承载着中医的学术经验，而且蕴含着中华民族优秀的思想文化，凝聚着中华民族的聪明智慧，是祖先留给我们的宝贵物质财富和精神财富。加强对中医药古籍的保护与利用，既是中医学发展的需要，也是传承中华文化的迫切要求，更是历史赋予我们的责任。

　　2010 年，国家中医药管理局启动了中医药古籍保护与利用能力建设项目。这既是传承中医药的重要工程，也是弘扬优秀民族文化的重要举措，不仅能够全面推进中医药的有效继承和创新发展，为维护人民健康做出贡献，也能够彰显中华民族的璀璨文化，为实现中华民族伟大复兴的中国梦作出贡献。

相信这项工作一定能造福当今，嘉惠后世，福泽绵长。

国家卫生和计划生育委员会副主任

国家中医药管理局局长

中华中医药学会会长

王国施

二〇一四年十二月

马 序

　　新中国成立以来，党和国家高度重视中医药事业发展，重视古籍的保护、整理和研究工作。自 1958 年始，国务院先后成立了三届古籍整理出版规划小组，分别由齐燕铭、李一氓、匡亚明担任组长，主持制订了《整理和出版古籍十年规划(1962—1972)》《古籍整理出版规划（1982—1990)》《中国古籍整理出版十年规划和"八五"计划（1991—2000)》等，而第三次规划中医药古籍整理即纳入其中。1982 年 9 月，卫生部下发《1982—1990 年中医古籍整理出版规划》，1983 年 1 月，中医古籍整理出版办公室正式成立，保证了中医古籍整理出版规划的实施。2002 年 2 月，《国家古籍整理出版"十五"(2001—2005) 重点规划》经新闻出版署和全国古籍整理出版规划领导小组批准，颁布实施。其后，又陆续制定了国家古籍整理出版"十一五"和"十二五"重点规划。国家财政多次立项支持中国中医科学院开展针对性中医药古籍抢救保护工作，文化部在中国中医科学院图书馆专门设立全国唯一的行业古籍保护中心，国家先后投入中医药古籍保护专项经费超过 3000 万元，影印抢救濒危珍、善、孤本中医古籍1640余种，开展了海外中医古籍目录调研和孤本回归工作。2010年，国家财政部、国家中医药管理局安排国家公共卫生专项资金，设立了"中医药古籍保护与利用能力建设项目"，这是继1982~1986年第一批、第二批重要中医药古籍整理之后的又一次大规模古籍整理工程，重点整理新中国成立后未曾出版的重要古籍，目标是形成并普及规范的通行本、传世本。

为保证项目的顺利实施，项目组特别成立了专家组，承担咨询和技术指导，以及古籍出版之前的审定工作。专家组中的许多成员虽逾古稀之年，但老骥伏枥，孜孜不倦，不仅对项目进行宏观指导和质量把关，更重要的是通过古籍整理，以老带新，言传身教，培养一批中医药古籍整理研究的后备人才，促进了中医药古籍保护和研究机构建设，全面提升了我国中医药古籍保护与利用能力。

作为项目组顾问之一，我深感中医药古籍保护、抢救与整理工作的重要性和紧迫性，也深知传承中医药古籍整理经验任重而道远。令人欣慰的是，在项目实施过程中，我看到了老中青三代的紧密衔接，看到了大家的坚持和努力，看到了年轻一代的成长。相信中医药古籍整理工作的将来会越来越好，中医药学的发展会越来越好。

欣喜之余，以是为序。

中国中医科学院研究员

马继兴

二〇一四年十二月

校注说明

《医学粹精》系清代医家陈嘉璘编撰。陈嘉璘，字树玉，号友松。清代江苏武进县人。生平未详。约成书于康熙三十三年（1694），刊行于清乾隆十四年己巳（1749）。现存清乾隆十四年己巳（1749）道南堂刻本、1931年北京翰文斋据明抄本影印本、抄本三种版本。此次整理以清乾隆十四年（1749）道南堂刻本（简称"道南堂本"）为底本，以1931年北京翰文斋据明抄本影印本（简称"翰文斋本"）为校本。

校注原则：

1. 原书系繁体竖排，现易为简体横排，并进行标点。

2. 原书中表示方位的"右"字改为"上"字，"藏府"改为"脏腑"。（廿一）（廿二）依文中体例，改为（二一）（二二），以此类推。均径改不出校记。

3. 凡底本中因刊刻致误的明显错别字，如"灸"误作"炙"，"末"误作"未"，"已、巳、己"不分等，据内容径改，不出校记。

4. 原书中俗体字、异体字、古字均以简化字律齐，不出校记。如"頯"改为"颊"、"姪"改为"侄"等。

5. 原书中的中药名称，多改为现代通用名，不出注。如"硃砂"改为"朱砂"、"山查"改为"山楂"等。

6. 引文与所涉书籍完全一致者，谓之"语见"；引文与所涉书籍有个别字词不同者，谓之"语出"；引文与所涉书籍意义一致，但表述不相同者，谓之"语本"。

7. 《脉法解》每卷前有"晋陵陈嘉璘树玉甫撰，男孚敬刊"字样,《慎斋三书》每卷前有"晋陵陈嘉璩树玉甫鉴定"字样,《正阳篇选录》《慎柔五书》正文前有"晋陵陈嘉璩树玉甫鉴定"字样,《笔谈》正文前有"晋陵陈嘉璩树玉甫鉴定,男孚敬刊"字样,今一并删去。

8. 本书系五种书之合辑,每书卷前的书名删除。原书有总目录,《陈氏笔谈》下还有分目录,但目录与文中内容多有不合之处,为了便于检阅,据正文内容重新编排为一总目录。《脉法解》正文前序号以圈号标示,今改为括号,如（一）（二）等。

目 录

脉 法 解

明·周之干　撰

清·陈嘉璪　注

周 序①

　　同邑陈子树玉，素业儒，而以医名于时，尝注《周慎斋脉法》两卷。既成书矣，因吾师刘玉峰先生请序于余。余少侍家君，宦游两粤。粤故瘴疠乡，而余又多病，日求医数辈，至则无不凝神，闭目左右诊视者久之，于脉似皆有所见，而投药辄不效。迄今二三十年，所见所闻，往往若此，岂脉之不可解欤？抑医者不知其法也？夫周身疾苦，指不胜屈，而取决于区区之脉。脉之为位，不过寸关尺三者尽之，脉之可验，不过浮沉弦数数者尽之，然而主以阴阳，配以五行，参以四时。善医者苟得其法，而神明变化于其中，则人之死生直了如指掌，而又何投药之无所效哉？且学医之必先于脉法，犹学儒之必先四子②也。四子不明，不可以为儒；脉法不精，不可以为医。故医者在精于脉法，而脉法之著有成书也尚矣。独怪轩岐以来，代有明医，而医药种树③之书，又未经秦火。乃《素问》之外，寥寥不可多得，即秦越人为医之祖，文辞亦不偶见。迨及两汉，《史记·仓公》仅传对帝一篇，华氏之《青囊》④ 终泯灭不见于世。降自唐宋元明，著书日烦，医者

三

---

① 周序：原作"序"，据撰者补其姓氏于前。
② 四子：儒家四子书《论语》《孟子》《大学》《中庸》的传称。
③ 种树：指种植。
④ 青囊：指华佗的《青囊经》。

亦日众，而欲求足以名一时、传后世者，何不数数也？殆于脉法多未讲，而解之者鲜也。若慎斋精于脉法，著有成书，是慎斋既得其解矣。树玉又解慎斋之脉法，而著有成书，是树玉又得其解矣。余既多病，幼从事医药，于脉法亦稍稍得解，今以树玉所著之书一寓目焉。盖慎斋于寸关尺脉浮沉弦数之间条分缕析，而并缀以医药调治之法。树玉更即血阴气阳、五行生克，与夫表里虚实而分调治之法。又自出心裁，广慎斋之意所不及，作《笔谈》二十则以附于末，反复推详辨论，使观者爽然心目。树玉可不谓有功于慎斋，而独得其解者欤？引而伸之，则病者之强弱衰旺，五脏六腑缠经入络之时移刻易，而且老幼不同，男女异宜，莫不于此而得其解矣。树玉其医中之良相也夫！

时康熙三十四年岁次乙亥清明后三日太平里周清原撰于白云书屋

林　序①

　　天下有术小而功大者，其医乎？回造化之春，补生成之憾，其利济岂易量也？昔范文正未遇时，闻有善相者，往讯之曰：吾能作良相乎？曰：不能。即讯曰：能作良医乎？相者讶其言之不伦②也，叩其故，则曰：吾谓二者皆有济人功德耳。是则古之志在苍生者，不得为良相，犹冀不失为良医。医之为道，盖可忽乎哉？虽然，人知良于相者之难，而不知良于医者之难也。何者？相之道，在乎审天下之脉，有以知其病之所在，而思所以救之。是以刚柔相克，宽猛相济，而适得其平。医之于人也亦然。人之疾，有可望而知者，有不可望而知者，或内热而外寒，或本虚而表实。苟不审其人之脉，知其病之所由来，而徒挟方书以为珍秘，势必举天下之病以试其方，方屡更，而病愈不可治已。是故治天下者，不明乎天下之脉，虽古人已奏绩之成法，亦可以乱天下；治病者，不明乎其人之脉，虽古名医已奏效之良方，亦可以杀人。鸣呼！可不慎欤？古今言脉者不一，学者譬涉大海，莫知涯涘③。慎斋周子著《脉法》一书，其言类多创获，而根极理要，可谓晰

---

① 林序：原作"序"，据撰者补其姓氏于前。
② 不伦：不伦不类。
③ 涯涘（sì 四）：边际。

《素问》《难经》之奥，而为后学之津梁矣。树玉陈先生，举业必宗先正，挥毫必本钟王①，于书无所不读，尤精岐黄家言。及得是书，欣然有实获我心之感，乃为之条分缕晰，显微阐幽，使周子之意灿然于语言文字之外。又于静观之下，录为《笔谈》，以补其未备。盖二先生同一利济天下之心，而指示详明，有裨后学，则陈先生之功实倍之也。嗟乎！天下有是书，可见垣一方人矣。由是燮理阴阳，跻②斯民于仁寿，埒③功良相，岂妄也哉？予虽不能窥先生之蕴，而于其书之成，窃为天下庆也，于是乎书。

时康熙岁次甲戌中秋前二日同邑年家眷姻弟林有栋仔庭氏

题于白云书屋

---

① 钟王：魏晋书法家钟繇和王羲之并称"钟王"。

② 跻：登。

③ 埒（liè列）：等同。

弁　言①

大凡医家之治病，莫难于切脉。苟指下分明，得心应手，则投之汤剂，自能药到病除。然世之自鸣为医者，于五脏六腑、升降浮沉，与夫寒热虚实，以及四时之生克、五方之异宜，未之深究，每遇一症，不过剽窃前哲之陈言，以侥幸于万一。噫！医之为道，人之生死系焉，乌容冒昧若此。予友陈子树玉，幼具英敏之资，读书目数行下，其胸藏二酉②，笔扫千军，盖自髫龄③而已然矣。乃于少壮之时，举业之暇，留心医学，于《灵枢》《素》《难》诸经，暨仲景、东垣、河间、丹溪诸方论，默识而精思之，不啻曩④者之于六经⑤四子也。至如诸家本草与近代明医所著述，靡所不窥，而尤得力于周慎斋先生之三书。一旦⑥搜得其帐中之秘笈而展读之，曰：是真能发轩岐之复，而独抒见解者矣。甲戌夏，访予何陋斋中，出其《脉法

---

①　弁言：原前有"脉法解"三字，删。

②　二酉：本指大酉、小酉二山。在今湖南省沅陵县西北。二山皆有洞穴。相传小酉山洞中有书千卷，秦人曾隐学于此。见《太平御览》卷四十九引《荆州记》。后即以"二酉"称丰富的藏书。

③　髫龄：幼年。

④　曩：以往。

⑤　六经：指《诗经》《尚书》《仪礼》《乐经》《周易》《春秋》。

⑥　一旦：一日。

解》一编示予曰：此吾绅绎①慎斋先生之旨，而发明其微蕴者也。子其为我序之。予阅其书，既爱其言之滔滔滚滚，无一语非从肺腑中流出，而千回百转，妙义无穷；且上宗圣经，次征贤论，以生平学力之所得者，一一皆笔之于书，洋洋乎大观也哉。至于《笔谈》一册，亦皆摅②一己之精思，发前贤所未发，果足以针砭愚俗而羽翼经文。慎斋其轩岐之功臣，而陈子又慎斋之功臣矣。因忆予二十年来，尝好读医者之书，而心力不逮。昔人所谓展卷了然、释卷茫然者，以是迄无成功。今对是编，其能无愧于衷乎？且陈子以强仕③之年，而学识高广，遂能立言以垂世，将来年益高，学益进，则著述正未可量也。予与陈子交最久，诗文之相切磋者最多，故不揆谫劣④，而叙之如此。至于陈子之书，条分缕析，纲举目张，巧法兼备，世有名家，自多赏鉴，予又何能赞一词哉！

时康熙甲戌菊月⑤既望世弟江重庆祉余氏题

---

① 绅（chōu 抽）绎：阐述。
② 摅（shū 抒）：表达。
③ 强仕：四十岁的代称。
④ 谫（jiǎn 简）劣：浅薄低劣。
⑤ 菊月：即农历九月。

自 序

造物生人，莫不各赋一艺，以赡其生。惟儒者抱经纬天地之才，上可以辅世安民，下可以光前裕后，诚足贵也。其次为农工商贾，又其次为三教九流。予以为九流中有医，其道直可与圣贤之教比肩，不当列之方技已也。夫轩岐之学，贯彻古今，搜元①晰奥，举天地人物，以至昆虫草木，靡不究其精而殚其微。自汉唐以来代有明家，虽未敢与古圣较衡，亦犹圣门之有七十子②也，岂星相卜筮之流可同日而语哉？乃世之医者，藉此为糊口计，而不能深究其精微，遂有不谙③《内经》暨诸先贤妙理，不究五脏六腑、升降浮沉、生克之说，不论虚实寒热、四时生杀、五方异宜之故，鲁莽从事，以致药而不效，则又委之命焉。呜呼！医至今日，尚可问哉？予生也晚，自愧不克登儒者之堂，窥圣人之室，退而从事于医，历读先贤经书，后贤传载，其通神入化者不可胜数，洋洋乎盈笥累牍④，诚盛观也。乃于近代复得周慎斋、程郊倩⑤两先生，

---

① 元：古同"玄"。避康熙帝爱新觉罗·玄烨名讳。
② 七十子：孔子弟子的统称，"七十"是概数，并非实指。
③ 谙：熟悉。
④ 盈笥累牍：书籍繁多之意。
⑤ 程郊倩：名应旄，清代医家，著有《伤寒论后条辨》。

予读其书，不胜心折。郊倩所著《伤寒论注》，敲金戛玉①，字字琳琅，固已详说而发明之矣。而慎斋三书，片言只语，皆从肺腑中流出，词简义深，真乃开示愚蒙，承先启后之宝筏也。近又得其《脉法》一篇，其间错综变化，皆发前人未发之蕴。予尝闲居博览，窃欲成一家言以自见。及得是编，不禁爽然曰：道在是矣。遂不揣谫陋，条分而节解之。然不过畅吾心之所欲言，其《脉法》之应作如是解与不应作如是解未暇审也。更于静定之中偶有所见，另为《笔谈》一卷。至于医案所存，卷帙颇繁，若徒记某病得某药而愈，而不言其所以然，犹之乎弗述也。故必明其脉证之原委，然后记其用药之先后次序，亦可作一部医论观耳。凡此数端，愿以质诸同志，非敢望公诸海内也。设有高明之士，独出其灵异之心思，俾慎斋之精蕴和盘托出，是犹孔孟之后有程朱也，予又将拜下风而乐观恐后②矣。

时康熙三十三年岁次甲戌仲夏之吉③晋陵友松居士陈嘉璂

题于道南堂中

---

① 敲金戛玉：敲击金玉。喻文章铿锵动听。
② 乐观恐后：意谓高兴地看到令人畏惧的后人。
③ 吉：初一。

例　言

古脉经，止^①言某脉为某病，未尝云某病用某药，亦未尝合六脉统论之。惟慎斋书有一脉兼数象者，如寸浮尺细、左右各别及浮大而紧之类是也。又以某病当主某方，是以可宝。

脉中体象，前人言之已详，兹不复及，但所言者，于内伤一门独多，且舍正体而论变局为多。读者须出别眼，细心潜玩，自能与脉书吻合。

本文于二十九脉中，多一豁脉，无芤、革、牢、散、伏、动、代七脉。大抵豁脉即散脉之象，其芤、革等脉，虽不言及，已包括于论内矣。

医书汗牛充栋，大率议论少而成方多，故虽卷帙浩繁，皆抄袭诸方，以为扩充计耳。兹集凡用诸成方者，概不抄录。至议论皆出己裁，并不拾他人余唾，即引证经文数处，亦不抄录全文，恐蹈剿袭之弊也。间有用后贤之说者，不过略露端倪耳。

论中每多雷同字句，以慎斋原文自有重叠之论，故不得不遵之为注。且病虽万变，人身脏腑经络只有十二，外感内伤六淫七情止有十三，此处议得精透，则胸中已有把

---

① 止：只。

握，虽病机万变，直以枝叶观之。

医理贵雅俗共赏，须明畅通达，故集中概用①常谈②，不加粉藻，读者毋以鄙俚为哂③。

此书原宜成材者读，如举按寻寸关尺及诸脉象字义，俱不再释。盖慎斋原非于旧脉书重述一通，以古书中有未发者，另出手眼④以泄秘妙耳。若初学辈，当先读古脉书，然后读此，方能了然。

友松居士谨识

---

① 概用：谓不加区别，一概使用。
② 常谈：一般的、经常性的议论。
③ 哂（shěn 审）：讥笑。
④ 手眼：喻本领才识。

卷　上

（一）凡脉左手血中之气，右手气中之血。

人之左三脉①，以胞络、胆、膀胱、小肠为腑，心、肝、肾为脏。心主血，肝藏血，肾为精血之原，是三部皆属血矣。殊不知血无气则不流，故心为君火，神明之官，火即气也。《经》云：少火生气②。肝胆之位，相火寄焉，且木逢阴即不生，必得春阳之气始生，至夏方蕃茂③，是肝必藉阳气而生矣。肾为藏精之所，其中有真气存焉。若无此气，则为寒精死水，焉能生育哉？故知血部之脉必得气而后调也。至于右脉④，以胸中胃、大肠、三焦为腑，以肺、脾、命门为脏。或云：两尺俱属肾。命门在两肾中央，此说亦通，而慎斋俱以命门配右尺。余尝以左尺作水，右尺作火，屡试屡合，固知慎斋之学有本也。肺主气，脾为生气之原，命门与丹田合为气海，是三部皆属气矣。殊不知金能生水，水即血也。金畏火克，克则燥而不能生血。脾胃腐熟水谷而生血，又脾能摄血，命门虽属火，然无血以养之，则此火必焰而无制，上升为痰饮，为喘咳，为面红耳赤等症矣。故虚损、痨

---

① 左三脉：翰文斋本作"左手三脉寸关尺"。
② 少火生气：语见《素问·阴阳应象大论》。
③ 蕃茂：翰文斋本作"盛"。
④ 右脉：翰文斋本作"右手三脉寸关尺"。

療等症，皆由肾经水少，致命门火焰上升。故知气部之脉必得血而后成也。然更有说焉，人身气血原自周流，本无界限，若据左主血、右主气之说而言，岂血皆聚于左而不及于右，气皆聚于右而不及于左乎？此执一不通之论也。故慎斋先生首发明此一条，见部位虽呆列①，而气血则未尝不相通。左脉虽为血分，而气实统之，故为血中之气；右脉虽为气分，而血实生之，故为气中之血。此论实发前人所未发也。

医书云：左属血，右属气。又云：左主外，右主内。心窃疑之，以为既属血则当主内，何以反主外？既属气，则当主外，何以反主内？今读此论而知，左藏血而气实煦之，故可主外；右藏气，血从之而生，故可主内也。《经》云：营气出于中焦，卫气出于下焦②。中焦脾胃之脉，升于肺而生血，故右有血；下焦肾脉气行布于心肝，故左有气。此一条独提出诸脉之大纲，后七十余条皆有此条之意在内③。

《经》云"尺内两傍，则季胁也，尺外以候肾，尺里以候腹中。附上谓关脉，左外以候肝，内以候鬲；右外以候胃，内以候脾。上附上谓寸口，右外以候肺，内以候胸

---

① 呆列：疑为"单列"。

② 营气出于……于下焦：语见《灵枢·营卫生会》。

③ 在内：翰文斋本其后有"江重庆曰予友何陋斋出其脉法一编"等一百六十二字。

中；左外以候心，内以候膻中^①"云云。据云：尺里以候腹，则大小肠、三焦、膀胱、命门俱当候于尺部，但分小肠、膀胱于左，与肾合看，分三焦、大肠于右，与命门合看，不但为一定之理，亦且屡试屡验。其寸口左手心与膻中，膻中即胞络也；右候肺与胸中，胸中即宗气也。此遵《内经》配定部位。近世有心与小肠于左寸合看，肺与大肠于右寸合看者，大谬。

（二）左手寸脉旺，右手尺脉亦旺，是心君不主令，相火代之，宜六味地黄丸主之。如单左寸旺，生脉散加茯神、远志、酸枣仁。相火上入心部，宜壮水制火。心火旺，清而敛之；心火盛，敛而下之；相火盛，养而平之。

左手寸脉，正属心位。经云：心脉浮大而散^②。浮大自是君火阳位之体，而"散"字自带舒缓之义，此为平脉。若旺则是浮大有力，火过盛矣。君火无为，端拱^③深居，无外用之理，是必有相火助其邪焉。及稽之右尺，为相火所居之地。今右尺亦旺，则是相火代君行令无疑。二火合行，非细故^④也。治法只是抑相火而君火自安。欲抑相火，必须滋肾水而邪火方不焰。相火在肾中，方为真火；出外行事，则为邪火。故宜六味地黄丸滋肾而相火自敛，相火敛，君火不治而自定矣。如单左寸旺，则相火未尝动而君

---

① 尺内两傍……候膻中：语见《素问·脉要精微论》。
② 心脉浮大而散：语见元·滑寿《诊家枢要·五脏平脉》。
③ 端拱：谓闲适自得，清静无为。
④ 细故：细小而不值得计较的事。

火独盛，此为心肾不交，亦系水衰之故。宜麦冬、人参、五味，保金而生水之上源，加茯神、远志、枣仁，入心而敛之使下也。观此一条治法，君相两旺者，但养水而治其下，君火独旺者，用敛火之法，从上而归之下，微有不同耳。故下即自注云：相火上入心部，宜壮水制火。又云：相火盛，养而平之。即六味地黄丸法也，言外有不宜用苦寒降火之意。至心火独盛而旺，唯有清之、敛之使下耳。后一段即前段之注脚。

观后十二条云：两寸洪而有力，宜降火。固知此之左手旺，不过肝木盛以生心火，故止用甘寒敛火之法。若两寸旺，则心火已延及肺金，不胜受制矣，故竟用凉膈散等药降火为急。彼此参看，细心体认自明。

（三）右手寸脉旺，左手尺脉亦旺，清肺为主，生脉散加当归。如只左尺旺，六味地黄丸。如单右寸旺，清肺，金被火克，不能生水，水涸起火。

右寸正属肺部。经云：肺脉浮涩而短①。曰涩、曰短，则无旺之体矣。而今旺者，是金被火克也，火克不得不于子水求救。若肾气充足，火必不放恣至此。因稽之左尺，而左尺亦旺焉，是知肾水原微，火乘水位，自顾不暇，焉能救母哉？故急以清肺为主，生脉散保肺，加当归滋肾，是其治也。如只左尺旺，是肾中之火自发，水虚无疑，六

---

① 肺脉浮涩而短：语见元·滑寿《诊家枢要·五脏平脉》。

味地黄丸以救肾水也。设单右寸旺，则肺家纯是火聚，当急清其肺可也。迟则肺液必涸，涸则不能生水，肾家亦枯，将成一无水之象，干槁立至矣。故一清肺而自能生水，子母俱无殃焉。

（四）肾脉①俱旺，生脉散加当归，滋木以及水也，兼六味以养之。

肾脉，左右两尺也。经云：肾脉沉濡而滑②。唯沉濡之中而兼滑，则为水足之象。今两尺旺，旺则必兼浮大而硬矣，是为水室空虚而有火也。水者，天一所生，人生根本，命门真火系焉。此水一虚，火必无制而外出，虚劳百病从此而生，岂细故哉？故必用生脉散以补肾之母。其用人参，阳生阴长之义。又加当归滋木者，相火寄于肝位，肾水既动，相火必翕然从之，故用当归入肝以养木，使相火熄，而当归润剂，亦能益血。是则肺气自足，肝木亦平，又必以六味③之沉厚者养足肾水，方无他虑。不然肾水空虚，势必动火，纵使肺金生水，而火动必先克肺，水终不生，非万全之策也。

玩此一条，肾旺反用补肾之药，其理微妙。今之医家，稍知脉者，诊得肾旺，便谓肾经已无恙矣。谁能讨究至此。盖一脉有一脉之象，肾脉唯沉滑者为无恙。若旺，

---

① 肾脉：翰文斋本作"两尺脉肾与命门"。
② 肾脉沉濡而滑：元·滑寿《诊家枢要·五脏平脉》云"肾脉沉而软滑"。
③ 六味：翰文斋本其后有"地黄"二字。

则指下必浮、必坚急，而无和缓之象，是中空无水，火将外出之势。故必先滋肺，又养肝，又滋水①，必使脉复沉滑，方为肾水充足。细心若此，岂粗略者所能识哉。

（五）左尺旺，六味地黄汤；左右尺旺，亦六味地黄汤。

（六）右尺微细，八味地黄丸；左右尺皆微细，亦八味地黄丸。

即此观之，旺脉为外有余，其实中藏不足，故左尺旺，六味地黄汤之宜用，不必言矣。即右尺旺，亦宜六味地黄以滋水也。右尺为命门真火之地，若无水以养之，如灯中无油，则火焰之光必散，必待油满，而灯之光焰自小，此自然之理，故尺旺舍此无他法也。若尺脉微细，则水火两虚，根本动摇。水源既涸，则火必上升而为戴阳诸症。此时徒补水而真火不归，犹为无益也。必补水之中兼桂、附以引火归源，方能奠厥攸居，本根复固，八味丸是已。故一遇微细之脉，即非寻常药饵可愈，而尺脉微细，尤为人身之紧关，此症若单补水亦无济，必以八味丸兼而补之。故右尺微细宜八味丸，即左尺微细亦宜八味丸。否则徒为寒水而无阳以煦之，焉能生人生物哉？此二条，一旺一微细，两两相照。见旺虽无水，真火尚未离其位，止作焰火之象。中空无水，故焰火浮旺，此时只补水以敛

---

① 水：翰文斋本作"肾"。

火，即盏中添油之意也。若微细，则旺脉已无，阳气脱出，遂上升而成龙雷之火，烧毁一切。此非可水灭湿折，故必用桂、附于养血药中，多方引下。桂、附与太阳同体，正如太阳一照，雷火自熄矣。

汤丸亦稍有分别。汤者急敛其火也；丸者缓而图之，令其迟化，不使热药伤胃也。

（七）寸脉旺，两尺微细，六味地黄丸。阴水不升，阳火不降。

即此而推，人身唯水火二者，不可偏废，又使两得其平，方为无患。设寸脉旺，寸虽属阳，体固宜旺，又必有尺之沉滑以配之，方为坎离相交。设尺脉微细，则是无水以济火，况此旺中必带坚劲不柔之象，是君相二火交动矣。火能销烁一切，何况人身之血肉哉。急养水以制之，六味丸是也。故曰：阴水不升，则阳火不降耳；水升火降，人身坎离交矣。此症八味丸亦可酌用。

（八）两寸脉浮而无力，宜补上焦，用补中益气汤。上焦元气足，其火下降。

不特此也，即旺字亦须看得玲珑剔透。如同一浮也，要在有力、无力中分，有力为旺、为火，无力则为寒、为虚。此之两寸浮而无力，则知上焦阳气原虚，阴火得以直干其位。欲使阴火下降，又非滋肾一法可愈矣，必补还上焦元气，而邪火自不能干，补中益气汤是也。岂特不能干而已？心血足，自能下交于肾，为水火既济；肺气足，自能纳气于肾，而母隐子胎。故不求其降而自降矣，此又一法也。总之，补阳补阴，医家两大法门，都要在脉上讨分晓，而以活法行之者也。前条有"尺微细"字，微细即为虚，故不顾其旺处，且顾其虚处，虚者复，而旺者反能[1]平。此条无尺脉虚，但觉两寸无力，已知其虚在阳分，而阳又为人身第一紧要，故补其阳而虚火自降。两条治法俱是先虑其虚，前不得不如此，后不得不如彼。虽云活法，实一定不移之理也。

（九）**两尺浮而无力，宜补下焦，用六味地黄丸。下焦元气足，其气上升。**

既有两寸浮而无力，阳虚之症，即有两尺浮而无力，阴虚之症。然此之尺脉浮而无力，又非旺者可比，以水减而火未离，更非微细可比，以水火俱脱，在将离未脱之际，直为肾经之虚脉。凡尺脉浮即是肾虚。故宜直补下焦，以六味丸补足下焦，四脏皆受其荫，真火自能生土，土自能生金，真水自能生木，木自能生君火也。故下焦元气足，而气自能上升耳。

（十）**寸属上焦，无力阳[2]虚，浮者气虚，不能降下也。**

（十一）**尺候下焦，无力阴虚，浮者阴虚，不能上升也。**

前两条之言阴虚、阳虚而用补中、六味者，正为"浮

---

① 反能：翰文斋本作"自"。

② 阳：原作"属"，据文义改。

而无力"四字上着眼耳，如寸属上焦心肺脉也。然一浮大，一浮涩，此中自有胃气，无力则虚矣。虚则心神肺魄不能自主，势必邪火干之，或为头眩，或为喘嗽，岂非气虚不能降下乎？斯则用补中益气汤，而阳虚自复也。尺候下焦，肾与命门脉也。肾脉沉滑，沉者水性，滑者水中伏火之象，未尝浮也。肾脉浮，虚不待言，况又兼无力，其为阴虚无疑。阴既虚，则精志不能收摄，势必滑而下泄，或为失血，或为遗精，岂非阴虚不能上升乎？斯则用六味地黄丸，而阴精自足矣。

（十二）两寸洪而有力[①]，宜降火，凉膈散、黄芩芍药汤、导赤散。

夫虚而宜补，前论之详矣。既有虚而宜补之脉，即[②]有实而宜泻之脉。设两寸洪而有力，洪者如波涛汹涌之象，与浮脉按之即无者不同，更曰有力则洪而兼实矣。心肺阳位，实火居之，是为两阳合明，与虚火不同也。实则泻之，凉膈散之寒可以直清其部，而导火从大肠出；黄芩芍药汤之清而带敛，兼可和阴；导赤散之驱火从小肠出，皆可消息用之也。

经云：降多亡阴。医者但闻其说，未得其解。夫实火在上焦，而以凉药降之，其火即随药下行矣。设肝肾原虚之人，火至其地，势必烁干精血。况寒药性沉，火复上

①　有力：翰文斋本其后有"为火在上焦"。
②　即：翰文斋本作"必"。

脉法解

二一

炎，屡降不已，必至阴精立亡也。故凡用降火之药者，必审其人精血不枯，方可酌用。今人每喜用降火凉剂，不论其人之肾实与虚，一概施治，坐令真精枯稿①，变生诸症，谁之过哉？此条之用药降火，无尺部虚之说，必精血尚充故也。

（十三）两尺洪而有力②，宜滋阴，黄柏、知母之类。

前条用降火药者，以实火在上焦也。然岂无实火在下焦者乎？心肺之分，犹为阳位，实火居之，降之易也。若肾经真水之地，而实火乘其位，以致尺脉洪而有力，真阴必将烁尽，较之上焦火更急矣。故以急救真阴为治，而用黄柏、知母，所以坚肾水而熄其火，故曰宜滋阴。盖邪火在肾，若用他凉药，火未去而阴已伤，势必难复。唯知、柏苦寒，直趋肾位救水，水生则火自熄。类者仿其意而用之，即六味地黄汤亦有可用，但恐迂缓，或六味加知、柏亦可。古人用药，必详审周到，如此处之用知、柏，全在"洪而有力"四字着眼。若浮而无力则为虚，知、柏即不可用，用之必伤胃而成泄泻也。故第九条之浮而无力则用地黄丸，十五条之豁大无力用升阳散火汤，与此前后两两照看，方得古人立言之旨。

（十四）两寸豁大无力，宜大补。

前之浮而无力为虚矣。然浮脉轻按犹能满指，是犹

---

① 稿：通"槁"。干枯。《说苑·建本》："弃其本者，荣其稿矣。"
② 有力：翰文斋本其后有"火在下焦"。

未甚虚也。若浮而豁大，则指下似有若无，殆成微散之状。遇此等脉，几几乎元阳欲去矣。此时阳气外脱，未免有发热、烦躁诸症见焉，然总之属虚也。急宜大剂参芪以补之，元阳反正，热自能除。若不能细审其故，但见脉浮便作外感有余，而用发散等药，斯立见危殆矣。可不慎哉！

（十五）两尺豁大无力，宜升阳散火汤。

若两尺而见豁大之脉，其为肾虚水少，固不必言，而命门之火已脱根向外，更防阴虚阳陷，益增其火。乘此豁大无力之时，急用升阳散火，使上焦阳气各安其位，庶无消烁真阴之病也。若阳气已陷，即变而为火，此时急救真阴犹恐不及，尚敢升散为哉？故前数条，尺旺用六味汤乃正治之法。此条另出一治法，以广学人手眼，在人用之得当而已。

按：命门火脱出向外，虽不升散，其火亦欲上行，升阳散火汤未敢用也。惟上焦元阳下陷者，方可用升举之剂。此等处辨之最难，不可造次为也。惟尺脉豁大，上部脉反沉，则为阴阳倒置，故可用升。若寸脉原浮，是阳未尝陷，升药不可用也。

又按：升阳散火汤本之东垣，即补中等汤，俱用升、柴，其理甚妙。人身上半属阳，主春夏发生之令；下半属阴，主秋冬肃杀之令。人生不可一日无发生，故东垣诸方每用升、柴，使人人身中各行春夏之令也。除水虚火炎者不可用，其余脾胃闭塞、上焦空虚者，俱得此诀消息治之，清阳既升，浊阴反能下降矣。

（十六）寸脉微细者，温补。

（十七）尺脉微细者，温暖。

可见人之脉一虚，无论浮微沉细，或微细兼见，虽外显有余之症，竟当略而不论，一意用补矣。盖微为亡阳，细为亡阴，或见于寸，或见于尺，皆同一治也。其间虽有发热诸症，皆虚火为之，假热症也。不可误用寒凉，惟宜温暖三焦，使阳气安堵，方为无患。不然者，一克伐而阴阳尽脱，虚症蜂起，虽有良医，亦未①如之何矣。可不慎诸。

（十八）尺脉浮沉俱有力，宜下；无力则为虚，宜补。

因更举一有余之症以辨之。浮沉有力则为实脉，非微细也。而见于尺部，则实在下焦，或实火伏于肾中，或燥粪结于大肠。此而不去其实，则亦将耗真阴，故必用承气等法下之。邪既去而真阴不伤，去邪即所以固本也。若无力，则无邪可驱，承气等法一无所用，直宜补下焦而已。

（十九）寸脉浮沉俱有力，宜汗；无力则为虚，宜升。

实在下焦，固可断其火与燥粪。若实在上焦，上焦从阳，必为风邪之类矣。如寸脉浮沉有力，知其内脏不虚，

---

① 未：原作"末"，据翰文斋本改。

必用汗法以散之，则邪去而正不伤。若无力之脉而误用汗散，是为益虚其表，阳气安在哉？故必用升阳之剂以安之。

玩此二条，有力、无力皆在一人脉上见。如先见有力之脉，是邪气盛，则实也。如法用汗下之剂，病既退，脉见无力，是邪已去而正遂虚，又必于或补或升之间消息^①以治，使阴阳和平，方为全愈。

（二十）寸脉细微，阳不足，阴往乘之，补中益气汤加羌活、防风。

若邪退之后，不图善后之法，而遽然释手，其在寸之无力者，必转而为细微，何也？以汗之后，阳气遂泄，则元阳不足而阴必乘之，故脉见此象耳，急升其阳可也。补中益气汤，以参、芪、陈、术、草安阳，当归入肺和阴，而以升、柴升其清气，更助之以羌活、防风，而升阳之力方足，有参、芪护表，不忧其发散也。

（二一）两尺洪大，阴不足，阳往^②乘之，补中益气汤加黄柏。

若下部邪退之后而不议补法，则无力之脉必变而为洪大矣，何也？以下之后，阴气必伤，阴虚而阳乘之，阳气既陷，必变为火，以既伤之阴，焉能受其销烁乎？故仍用补中益气汤，升举其阳，而以黄柏急救其阴耳。此二条更

---

① 消息：斟酌。
② 往：原无，据翰文斋本补。

足上条之意。

阳不足，则用补中益气汤是矣，扶阳即所抑阴也。若阴不足，亦用补中益气汤者，盖其眼目全在“阳往乘之”四字上，其人寸脉必不浮也。若阳未尝伤阴，又当用救肾之药矣。

（二二）左脉弦滑有力，热不退，四物汤加黄柏、知母、小柴胡之类。

凡或虚或实之症，从补从泻，或先泻后补，后补犹为易辨。设有一症，界在虚实疑似之间，补泻难以措手，又焉可不细审哉？如左脉弦滑有力，左主外，弦为风，滑为痰饮，是风与痰饮之症已外显，而又有热不退一专症以验之，何往而非有余之见症乎？虽然，更宜细心参求焉。盖左手有力，右手未尝有力也。右主内，焉知不内虚而反外呈有余乎？其弦滑者，恐阴气挟火上乘阳位；热不退者，恐阴虚则阳独。故外发热，有余之中不足存焉，且右手气中之血，不可不急顾也。治法用四物加知、柏以养阴，则血分足而火能归宅。弦滑反为软弱，热反能退，其中恐夹外邪，唯用小柴胡一味以解之。此症虚实两停，补虚之中略用解散，此一法也。

（二三）右脉弦数无力，补中益气汤。或补脾阴不足，四君子加山药以主之[①]**。左病右取，右病左取，上病下求，**

---

① 四君子……以主之：原无，据翰文斋本补。

下病上求。

若有实中夹虚之症，而妄用克削，或恣行表散，必致伤及于内，而右手之脉弦数无力之象见焉。则当补中益气，以调护其中气为主；或补其脾阴，使脾土自能消谷，运化精微，则精血渐生而可复。盖恐弦脉克脾，而数脉见于右，则为脾阴不足也。以前条之弦滑有力误作有余，而未审其不足，遂致伤及中州。由此观之，则左病当右取，外虽可解散，必当顾其中也；右病当左取，内虽可消导，不当虚其表也。何也？以左右两脉不等也。若寸尺之脉不等，则又有上病下求、下病上求之理。上部太过者，恐虚阳上泛，则当补阴水而引火下行；下部太过者，恐阴虚阳陷，又当补上焦而升阳气。盖人身脏腑不齐，徒泻其实，遂致虚者益虚，但补其虚，可使实中不实。此虚实互呈之脉，而一意于虚处着力，方无后患，又一法也。

（二四）左尺浮紧有力，伤寒，宜解表，汗出即愈。但有力不紧，清心莲子饮或五苓散利之。无力则为虚，六味地黄丸。沉实为寒，沉迟为虚，宜温，宜补，破故纸、肉苁蓉、锁阳、大茴之类，当消息用之。沉弱微则为虚，不宜直补，所谓补肾不若补脾，正与此同，或十全大补汤佐以补肾之味。沉数，阴中无阳，八味地黄丸。

夫浮紧为伤寒，人咸知之。然仲景云：尺虚不可发汗，以荣血少故也①。可见浮紧之脉全以尺部为主。今左尺既浮紧有力，虽不言及寸口，而寸口皆同可知，故可作伤寒治，而解表发汗自愈也。若但为有力不紧，其无寒可知，有力为风火交煽。若将延及心部者，是热已彻上彻下，故用清心莲子饮补中而兼清之，或以五苓散②，导火从小肠出，皆治法也。以上皆浮而有力之脉，紧则发散，不紧则清火，两分其治矣。若浮而无力之脉见于尺部，尺不宜浮，其为阴虚无疑。既无发散之理，亦无泻火之法，惟宜益其肝肾之阴，治以六味地黄丸而已。同一浮脉，而有力从泻，无力从补，又可知也。若沉脉似与肾经为合，而沉中又有辨。沉而实为寒，与浮紧不同，浮紧为外感，沉实为内寒。沉而迟者为虚而且寒，虚故宜补，寒故宜温，破纸、苁蓉、锁阳、大茴皆温而兼补者也。寒多虚少，温七补三；寒少虚多，温三补七。故曰当消息用之也。同一寒脉，而浮者则宜发散，沉者则宜温补，两两相照，治法大不同也。然此之沉、实、迟，俱为有力之脉而尚在温补之列。设或沉而微弱，其为虚而当补，又不必言矣。然补法之中又有微妙焉。阴虚之人每多泄泻，谓其肾气不闭藏也，此时专于补肾，则肾家之药多滞，势必坏脾，脾伤则不能运行，泄泻愈不止矣。故善用补者必先补脾阴，脾阴足则精微运化，而泄泻自止，东垣所谓隔二之

①　尺虚……荣血少故也：语本《伤寒论·辨太阳病脉证并治上第五》。
②　五苓散：翰文斋本其后有"因其在下顺势以行之"。

治，且脾能生肺，肺又生肾，循环而生，子母双顾也。此古圣补肾不若补脾之妙，正与此症同耳。或欲脾肾兼补，则十全大补汤，以四君、黄芪补阳，四物、肉桂补阴，更佐以补肾之味，则脾肾两得其所矣。此时之脉尚未变数，犹可缓图。设沉候而数，则水中真火动摇，不久上升，为阴中无阳之症，虚莫虚于此，急莫急于此矣。故不暇他求，直以救水中之火为治，八味丸以引火归原而已。

此条层层剥入，同一浮而有力之脉，紧则为伤寒，不紧为火，发散与清火不同治也。次以有力、无力辨，有力为实宜清，无力为虚宜补。次以浮沉辨，浮在表犹可作实治，沉在里竟断为虚寒。更以实迟与①弱微辨，实迟补易，弱微补难，必于子母生克处深求之。末更举浮②数一条，以见诸虚之脉莫虚于此。又恐人以脉数不敢用桂、附，故断之曰阴中无阳，俱是教人细心体贴处。

（二五）右尺浮而有力系邪脉，后必喘促、泄泻而亡。浮而虚，补中益气汤。沉而迟弱无力，命门无火，宜大补阳气。数为虚损，难治之症。

人身根本在于两尺，真水、真火系焉。故经云：肾脉沉濡而滑，为水中伏火之象，是为平脉，故尺脉宜沉

---

① 与：原作"为"，据文义改。
② 浮：据前文（二四）条，当为"沉"。

不宜浮也。右尺属火，更不宜浮。若右尺浮而有力，则为阴虚阳脱之象。盖真阳之火如灯中之焰，油愈多而焰愈小；又如炉中之炭，灰愈厚而火愈藏。灰也、油也，乃人身之真阴也，故必真阴充足，而后此火不炽。若以房欲竭其真精，如油干灰少，此火遂呈露于外，而右尺必浮，更兼有力，则元阳亦从而下陷，两阳相合则为邪火。《经》曰：壮火食气①。其真阴不久消烁尽矣。后必喘促者，肾水既枯，火游行于肺也；泄泻者，肾失闭藏之职，真气从下脱也。根本既伤，不亡何待？故前条用八味丸之时，尚在沉中见数，虽难犹为可救。此之浮而有力②，必兼数象在内，故直断其后必亡也。真火之不可妄动如此。若浮而虚，虽为阴虚阳凑，尚可用补中之法，提住上焦元气，至真火则不可旺，亦不可无。设命门无火之人，脉必沉迟弱而无力，此症全体皆阴，犹之冷灶无烟，中焦水谷何以腐熟？上焦阳气何由发生？故宜大补阳气以救之也。设沉弱之中不迟而数，则真精既尽，邪火内燔，已烁及骨髓矣。虚损实由于此，治之将安治乎？益见人身根本在于命门，平日当宝惜精元，弗致病势已成，而徒乞灵于草木也。吕祖③云：真精送④与粉骷髅，却向人间买秋石。读之可为惕然。

---

① 壮火食气：语见《素问·阴阳应象大论》。
② 有力：原作"无力"，据翰文斋本改。
③ 吕祖：名嵒（一作岩），字洞宾，号纯阳子，唐末道士。
④ 送：原作"卖"，据翰文斋本改。

（二六）右尺洪而有力，六味地黄丸；无力，十全大补汤；沉细，八味地黄丸。

然虚损之症，虽云难治，若能救之于早，或病者知所畏忌，十犹可全其四五也。试言之，右尺洪而有力，洪浮之甚者，已知其将来必变喘促、泄泻之症矣。然当未变喘泻之时，或用六味救其真阴，水足而火自敛，肾关自闭也。盖有茯苓、山药实脾，能使火不上炎，而泽泻自能分清水道，已能防其后患矣。其浮而无力之脉，即浮而兼虚之意，前之用补中益气汤，乃安上焦元阳之法。恐有不可升提者，则十全大补汤，阴阳两停之治，未尝不可酌用也。至沉细，即迟弱之别名，命门无火之症是为重阴，大补阳气唯六味加桂、附，水火兼济而已。三症俱将成虚损之脉，若急从此施治，所谓见之于早，犹有挽回之机，否则或以清凉降火，或以分利亡阴，或用破气损阳，病者又不知禁忌，则气血日削，一变而成虚损之症，难治必矣。

（二七）左尺沉细数，亦用六味地黄丸。两尺浮大，肺气先绝，金不生水，故尺浮大。

（二八）左尺微细不起，右尺带数或浮大，病名虚损，调理二三年方愈。

右尺沉数，固为虚损难治之症，即左尺沉细数，亦未尝不为虚损也。左尺为天一水位，其性沉，其象滑，一变细数，则真水全枯。火即从空而发，焦筋烁骨，靡不由之。欲救此水，六味之外无他法矣。若究尺脉所以浮大之故，总由人不爱其生，或房欲以竭其精，或忿怒以动肝火，或劳役以伤脾土，或忧虑以伤心神，以致土不生金，木无所畏，火反克金，肺家成一枯燥之脏，自顾不暇，焉能生水哉。是肾水之上源已绝，更加五志之火燔灼，水必立枯，脉遂浮大，欲其不成虚损，不可得也。故或微细，或浮大，或带数，皆名虚损之病，可忽视而妄施治疗哉？若病家知所禁忌，医者为之调燮阴阳，犹必待调理二三年方愈。盖一年之间，五脏各有得令之时，如春木旺，夏火旺，长夏土旺，秋金旺，冬水旺，能于此处着意保全，则五脏遂有相生之益，过二三载而五脏始坚牢无患。若欲责效于一时，或行某令而不知自和，某脏贼邪必乘虚而入，反有戕贼之害，焉能相益哉？欲病之全瘳难矣。

（二九）凡浮大之脉见于右尺者，俱是假火，按内伤施治。

所以尺脉不宜浮大，而分左右者，左属水位，浮为水虚，然火尚未动也。又有外感之症，左尺亦浮，此则从外施治可也。若右尺亦见浮大，则命门之火已离其位，不久上升，故识者知其为假火。龙雷之火为假火，非凡水所可灭。宜按内伤施治，急用八味敛其阴阳，犹为可救。设误作外感有余症治，或用寒凉降火之之法，其火乘发散之药直升巅顶，遂至面红耳赤，烦躁不已，大汗如油，脱阳而死。盖寒凉降火，唯实火见之则灭，肾中之火得寒凉而愈炽矣。故浮大之脉，一见于右尺，即当作内伤治，此为秘法。

（三十）凡虚损痨病俱见于右尺，伤风外感俱见于左尺。左尺不见太阳，内伤劳役无疑。

大凡右尺之脉宜沉软而滑，水中伏火方为正脉。或浮，或细数，或有力、无力，皆病脉也。故命门不伤必不成虚痨。若病势已成，必于右尺脉参详之，方为真确。盖右尺与左尺不同，左部只算得表，故伤风外感之证止于左尺。见浮洪、浮紧，即两尺俱兼见浮者，若有外感伤风之证在，亦算不得虚痨。至左尺无邪，而又不见太阳头痛、发热、恶寒等症，独右尺见浮虚、细数之脉，则为内伤、劳役无疑。此时犹不急作内伤治疗，误认发热、恶寒、口渴为有余，而用发散、清火等剂，命将安保哉？此三条独提出右尺言，以示人认病之法最为神秘，学者当默识而深思也。

（三一）脉沉而有力，大便秘者，用承气汤；沉而无力，大便秘者，芎归枳壳汤。

此概举三部而言。盖大便秘一症，有虚有实，最宜从脉上参考。如三部沉而不浮，且有力，脉实矣。而大便秘者，必有燥粪、实火停滞三焦，所谓痞实坚满具备，即当用承气汤下之，行去宿物，使火不闭结，津液得以保全。如伤寒有跌阳负少阴之症，跌阳胃土，少阴肾水，土太实则肾水受克，立致枯稿，故用大承气急下泻胃，以救肾家津液，此条即其法也。若脉虽沉而按之无力，是内无有形之物停滞，而亦大便秘者，即知其为血燥津干，不能滋润大肠，故呈此虚象耳。斯而用承气汤，则关防一撤之后，必将洞泄不止，元气立倾。故止用芎、归以润燥益血，而以枳壳调气，使气血流行，不治便而便自通矣。同一秘症而有虚实之分，若不兢兢于脉上讨分晓，安能用之各得其当哉？

（三二）凡脉沉而带数，阴中伏火也，宜泻阴中伏火，六味地黄丸之类。豁大无力，阴气犹未绝也；倘豁大有力，三月后必亡，不治。泄泻见此脉者，亦不治。

前辨有力为实，无力为虚，言之详矣。然有力中又分吉凶，须详求证状而合之，不可据作实治也。即以前之沉脉论之，凡三部脉沉，即为病在阴分，沉中带数，即为阴中伏火。此火非真火，乃耗阴之火也，若不泻之，必燥阴血而枯津液。故用六味养阴之药以泻之，使阴血足而火自退。此"泻"字①较前承气之泻大不同。彼②以泻为泻，以脉之有力故；此以补为泻，因阴中有火故也。此亦沉而有③力之脉，但多数象，故不可作实火治。设遇豁大无力之脉，豁大浮也，浮脉满指，豁大不能满指，假有余之脉也。无力者，火犹未动，阴血虽少，尚未绝也，已为难

---

① 字：翰文斋本作"法"。
② 彼：翰文斋本作"承气汤"。
③ 有：原作"无"，据文义改。

治。或久之^①变为有力，则阴绝火起矣。阴者，内守之物，如夫之有妇，藉以持家。设阴气绝，则元阳无所依附，亦不久留而外散，故知三月后必亡也。三月者约略之辞，言见此等脉，即在世亦不久远。若见烦躁、喘促、发热、头汗等症，即数日必亡矣。可见阴为阳之根蒂，阳宜调护，阴亦不可不多方维持。若内无实积者，可恣用承气等法以泻之乎？更举泄泻一症以例之。泄泻，原肾虚不能闭藏之症，久而不已，最能损阴，阴去则阳亦必外出，故脉见豁大有力也。前二十五条云：右尺浮而有力^②系邪脉，后必泄泻、喘促而亡，正与此条互相发明。前条独见右尺，已知阴亏阳脱，此条兼见三部，其有凶无吉，更当何如？可见同一有力之脉，在内者犹云可泻，在外者已属无根，可漫从实治乎？又伤寒脉亦浮紧有力，然紧中原有沉意，又必候尺脉不虚，方可表散。此之豁大，重按全空，即非伤寒发散脉也。此等脉甚多，泻之不可，散之不能，补阴无及，辞以不治，不旬日而殁，学者可不识此等脉乎？

（三三）凡杂病伤寒老人，见歇至脉者，俱将愈之兆，惟吐而见歇至脉者死。

又有一种歇至之脉，人皆断为凶者，不知反为吉兆也。何以言之？盖歇至有结、促两种。结者，迟而止也，

---

① 久之：翰文斋本作"豁大"。
② 有力：原作"无力"，据翰文斋本改。

病后阴血方生，阳气尚未充足，不能协济其阴，故有迟滞之象，缓行略止，候阳气一充，全体皆春矣。促者，数而止也，以阳气犹旺，阴分少亏，不能调燮其阳，故有奔迫之势，急行一止，俟阴血渐生，则五脏自然畅遂矣。此皆将愈未愈之时，故见此疲困之象，待愈后即无是脉矣。故杂病、伤寒，庸医误治，或损其阳，或亏其阴，往往轻病变重。然而未至过伤，久之元气藉谷气以生，辄见此等之脉，乃阴阳渐长之机，非气血全亏之候也。至老人年力渐衰，或病后见歇至之脉，不过阴阳两亏，非凶脉也。可见诸症俱不妨于歇止也，唯呕吐一症不然。吐者胃气逆而上行，将胃中有形之物尽情吐出，此时元气已泄尽无余，脉若平和，犹可保元降气，倘一见歇至，是肾气已绝于下，不能上供其匮乏。凡益阴、降气、扶阳等法，俱无所用，虽用胃必不纳，仍复吐出，是生气已绝于内矣，故知其必死也。

（三四）胃脉见豁大，保元汤加麦冬、五味；见于脾脉，保元汤加干姜、白术；见于大肠脉，八珍汤加黄柏、知母；见于肺脉，八味地黄丸；见于小肠，六一散或车前子、木通等药；见于心脉，大补阴丸；见于肝部，四物汤加柏、母；见于胆部，黄连泻心汤。

豁大有力，既断为凶，则前所云豁大无力者，以其阴气犹未绝也。此阴气未绝，即有下条"沉缓"字在内，故分经用药，冀图一获。既未尽凶，则不可不细商治法矣。请于各部详论之。胃者，五脏六腑之大源，此而一虚，则仓廪之防必弛，而失其受纳之职，故右关必豁大无力，唯保元汤，参、术、陈、草以大补其中气，而加麦冬、五味以收其胃阳。脾者，运化五谷，升清降浊，皆其职也。此而豁大，脾虚无疑，治法亦同，用保元汤安中土，而易干姜、白术暖其脾阴也。至于大肠脉亦于右尺诊之，此而豁大，虽云大肠失传送之职，又恐命门之火因而脱出，故急用四君、四物以两补其阴阳，加入黄柏、知母以坚水而泻火也。若见于肺部，恐火乘金衰，不能生水，失其治节之令，故用八味丸养水而兼引火下行。见于小肠，小肠为火腑，主变化糟粕，分别清浊之处，故必用滑石、车前、木通利水之剂，清去其火而①自安。至若心君无为之脏，亦见豁大之脉，必系相火上干，故以大补阴丸，知、柏、地黄、龟板，味厚质重者敛而降之。若肝者，藏血之海，此而豁大，血不足也，相火寄于肝位，火跃跃欲起，急以四物养肝，知柏坚肾，血足而火自不起矣。胆为肝腑，胆虚则相火亦起，势必延及心君，故用黄连泻心汤，凉其肝胆，且泻其子，方为无恙。以上六部，各分治法，不必拘泥尽然，而其中各具妙理，于此而变通之，能事毕矣。

（三五）大凡豁大之脉，须沉缓者可治，沉则胃不绝，缓则脾不绝。倘非沉缓，药必不效。

---

① 而：翰文斋本有其后"人"字。

以上之用诸药分治者，非谓豁大无力之脉必无害也，又必于中候得沉缓之象方为可治，何也？六脉皆以胃气为本，四时亦然。今中候正胃之所在，脉于中候见出缓大而敦，是为脾胃之气不绝。《经》曰：有胃气则生，无胃气则死[1]。故断其可治也。虽然豁大之脉，外候尚不能满指，更兼无力，则奄奄一息，已在虚虚之列，何能沉候见缓脉哉？倘非沉缓，虽多方分部位用药，亦必不效矣。可见阳必以阴为根，五脏又以胃气为本。胃者中也，阴者内也，中内不伤，阳气必不外散而成豁大也。诊家当三复斯言。

（三六）凡脉豁大，外有火；沉细，里有火。六脉俱有火者，宜八珍汤和之。

其用药不效之故，何也？脉见豁大，阳已脱空向外，为无根之火，则为壮火。《经》曰：壮火食气。非惟不能固护元阳，而元阳反为所蚀，不久变为有力之脉，虽欲敛阴，阴已无根，不效一也。若内见沉细之脉，细与缓不同，缓为荣血有余，细则阴精枯竭，亦必生火，内烁真阴，不久变为细数，即成虚损，无药可治，不效二也。已上或在外豁大，或在内沉细，俱为难治。唯六脉俱有火者，所谓豁大而沉细[2]，此则阳虽外向，阴尚充足，当以八珍和其内外，使阴阳得补，气血自安，然后求其孰有孰

---

① 有胃气……则死：语出《素问·平人气象论》。
② 细：原作"缓"，据文义改。

无，以为善后之计耳。《经》曰：有者求之，无者求之①。一豁大之脉，而前后再三调停，斟酌如此。人可不于未病之先，而思宝其气血；医又岂可于既病之后，而妄施汗下，以两损其阴阳，至内外既伤，病邻虚损，虽卢扁复生，不可救药，谓非医之过欤？不可不慎之于始也。

---

① 有者……求之：语见《素问·至真要大论》。

卷　下

（三七）**凡诸脉，不大不小，不长不短，无数短、紧细、豁大，易治。**

　　夫人病脉不病，虽困无害；脉病人不病，名曰行尸。可见凡人皆以脉为主，故有或大或小者，大为有余，小为不足也；或长或短者，长则气治，短则气病也；或数或紧细者，数为有热，紧为有寒，细为内不足也。而豁大之脉，则外假有余，而中藏不足。凡此诸象，皆为病脉。又或有病之人，脉中无大、小、长、短、数、紧、细、豁诸象，是虽一时有诸病苦，而胃中天真之气无伤，焉能为害哉，易治必矣。夫脉者血气之先，虽五脏各具一象，然总不离乎胃气者近是。《素问》云：四时皆以胃气为本①。胃气云何？不疾不徐、不大不小、不浮不沉、悠悠扬扬，如春风杨柳之状是也。即有病之人，而见大、小、滑、数等脉，然细细寻求，此中必带缓象，方为有胃气，凶者犹可返而为吉。若但见刚牢坚劲，或如蛛丝羹肥，"羹肥"二字出仲景脉书，阳虚之极也。是绝无胃气矣，焉望其能生哉。故经曰：有胃气则生，无胃气则死。旨哉斯言。

（三八）**浮沉迟数弦紧洪，有力实，无力虚。狂言乱**

---

　　① 四时皆以胃气为本：语本《素问·平人气象论》。

语沉细死，无言无语缓莫疑。

又有同一脉象而分虚实者，其要诀只在有力、无力上辨也。如浮、沉、迟、数、弦、紧、洪七脉，乃常见指下者，皆可断为实脉也，非比细、短、微、虚、散、涩诸脉，而知其不足也。然不知从有力、无力上分虚实，其误人不浅矣。请详言之。浮为在表，有力为风，无力则为血虚。仲景云：浮大为血虚①。他书俱作气虚②。沉为在里，有力为积，无力则为气虚。此沉而无力，古人亦作血虚，虽似近理，然沉在里，里犹有存，浮候全无，气将安在？且浮无力作血虚断矣，则沉无力自当作气虚断为妥。然又必与症合看，方为不谬。神而明之，存乎其人耳。迟为寒，有力为寒实，无力则为阳虚；数为热，有力为实热，无力则为阴虚。弦而有力则为风痰疟疾，无力则为中气虚寒③。洪而有力为实火，无力则为虚阳上泛。即此七脉之中，其虚实径庭④如此，于此一差，生杀反掌，可不明辨而致慎欤？然此犹有症可合也。如脉实症，实则从有余，脉假实而症虚则从不足。胸中了了，指下详明，犹可不致偾事⑤。设病与脉不合，又将何以措手？故指出一狂言乱语症以例其余。狂言乱语，实症也。

---

① 浮大为血虚：语出《金匮要略·血痹虚劳病脉证并治第六》。
② 气虚：翰文斋本其后有"非也"二字。
③ 虚寒：翰文斋本其后有"紧脉有力无力与弦脉同断"。
④ 径庭：差别。
⑤ 偾（fèn 愤）事：即败事。

《经》曰：重阳则狂①。脉必洪大坚实，方为合法。设或得沉细之脉，是阳病见阴脉者，死矣。盖内里真阴耗尽，神明无主，仅存一线之阳在于上焦，故作此躁扰不宁之象，不久此阳亦去，不死奚俟哉？此症救阴救阳，两无所施，故知为必死症也。若无言无语之症，此为虚寒无疑，而脉又缓而不燥，则为脉与症合，一用扶阳之药，立可回春，又何疑哉？故先辨其孰为虚，孰为实，又必脉与症合，而用药始无差误也。

浮大，有云气虚者，有云血虚者。沉细，有云血虚者，又有云气虚者。使后人何从着手耶？予为解之云：浮大有力为血虚，无力为气虚；沉细有力为气虚，无力为血虚。于此中细细参悟其理与症合。后凡言阴虚、阳虚，错综不等者，皆于此中合看，弗谓其自相矛盾，致生牴牾也。

（三九）凡病前宜表里和解及归脾，再调气血痰，任意治之，不参、苓、芎、归里，再加术、草、芍、地，应陈皮倚着八珍用。 "不"字疑误。

夫人百病之生，有在表者，有在里者，见表治表，见里治里，犹易也。惟表里夹杂之症，最难详悉。故表有余而夹内虚，则解表之中必先固里，恐中气不足，汗泄遂成虚脱。又有内虚症纯是不足，急当用补者，而其中带一二

---

① 重阳则狂：语见《难经·第二十难》。

分表症，倘不于补药内略兼散邪，则邪气得补而遂锢，乘虚内攻，耗血生痰，无所不至，病遂久而不能愈矣。故于治病之初，必审其里虚里实。实者无论矣，倘里虚当补之症，其间夹杂一二分外邪，必于补药中加一二味和解之药，使外邪尽去，然后专一调理其内，方为无患。故东垣补中益气汤，用六味补元健脾之药，而加升麻、柴胡以祛其未尽之邪，正是此意。东垣自注云：有虚人不任解散者，可用此方。此即表里和解及归脾汤之义也。然后再审其孰有孰无而治之，谓气虚则补气，血虚则养血，有痰则消痰是也。至调和气血之法，不外参、苓、芎、归，参以补元，苓以利水，芎、归以活血。若欲调里益脾，无过术、草，滋阴无过芍、地而已。合之则为八珍汤也。而虚人往往有痰，故八珍大补之中，略加以陈皮利气，斯为善治耳。按：芎、归、芍、地乃血分药也，而芎、归味辛，善行上部，故慎斋采之以补气；参、苓、术、草乃气分药也，而术、草善补脾阴，故慎斋采之同芍、地以补阴。从前未经道破，得慎斋错综变化，更觉其中理趣之妙。

（四十）凡脉浮大数，或两手浮大数，或轻按浮，重按虚小，或肾脉重按无力不清，皆中气不足。微紧、微弦、微数皆系脾胃不足。

前条里症夹表邪，故略用和解之后，即专意治里矣。然有纯是表脉，而与表绝不相干者，又不可不知也。表脉无过浮大数，或一手浮大数，尚属可疑，若两手俱然，鲜有不作外感有余治者。然有辨焉，浮大有力为外感，浮大无力则为内伤。故仲景曰：平人脉大为劳[①]。又曰：浮大为血虚。以营血空虚，内无所守，故阳气外散而发热，上攻而头痛也。况又有尺虚不可发汗之戒。此而重按无力不清，非中气不足及血衰之故欤？若误用发散之药，而其汗不出，则发热头痛更甚，以血少不能酿汗也。设大汗出，则阳气又随之而去矣。毫厘之差，千里之谬也。更有紧、弦、数三脉，人罔不曰紧为寒，弦为风，数为热，不知有微脉兼之，则均为脾胃不足也。紧为胃寒，弦为木克土，数为胃津枯。此等症急以补中气、养营血、理脾胃为治，则邪火退去，精血日渐以生，久之自痊。医者可不知之？

（四一）凡脉沉迟，冷汗出，险；沉细，冷汗出，死；洪大，冷汗出，立死。

前条因血虚而阳无所附，故显一假有余之象。然又有阴盛阳虚之候，不可专意于内，而竟遗其外也。即以沉迟之脉论之，沉为阴，迟为寒，固知阴寒在内矣。夫在外之阳气不衰，则在内之阴寒必不甚，此而冷汗出，是阳分衰微之极，不能固护腠理，阴邪直凌心君，以至犯上无等，诚险症也。此时若一意救阳，尚有寒谷回春之机，症虽犯

---

① 平人脉大为劳：语见《金匮要略·血痹虚劳病脉证并治》。

手，犹为可救。倘不以救阳为急务，则脉必渐转而为沉细，非阴寒反退，直从皮毛泄尽无余，此时虽欲回阳难矣。设再变为洪大，则真阳尽出，内已离根，汗出而冷，则命根与此汗同行矣，故云立死。盖阳以阴为根，阴以阳为卫，救阴救阳，责任匪小。医者不能认病真切，或救之不力，必至危险，无所措手，可不细辨其阴阳而慎之于始乎？

（四二）如脾脉顿数，肾脉重按无力不清，外无表症，宜补中益气。尺脉大于寸脉，阴盛阳虚，宜汗。寸脉大于尺脉，阳盛阴虚，宜下。尺脉浮而有力，宜表；无力，补中。沉而有力，滋阴降火；无力，地黄丸之类。

脾脉顿数，向不数而忽然数也，系劳碌太过之脉。《经》曰：有所劳倦，形气衰少，谷气不盛，上下不通①。胃中热为中虚，肾脉重按无力不清为血虚，皆不足之症，而浮数则似乎外感，有"重按"字，故知脉浮。然未有表症见于外，必用补中益气以补中焦，脾胃充足，得以上升为元气，下降为阴血，不特中气足而肾气亦平。设尺部有力，反大于寸脉，尺为阴，是为阴盛阳虚，可断为外感之证，宜汗之。经有"尺虚不可发汗"之戒，可见外感证虽具，必尺脉实而后可汗也。设寸部有力，反大于尺部，寸为阳，是为阳盛阴虚，阳旺则为火燥，烁胃中津液，大便必

---

① 有所劳倦……不通：语出《素问·调经论》。

致坚硬，故宜下之，一下而热化津生，自不致伤阴矣。以上两条俱有余症，全在大字上看，以大必有力也，且阴阳不和，上下不能齐等，故只从实处治之，使阴阳和平而自愈。然云汗者，必有外感之证与脉合，下者，必有不更衣之症与脉合，方可放胆为之也。又医家往往以寸大为外感而汗，尺大为内实而下，以为阳邪在阳，阴邪在阴，亦似有理。然但语其常，未通其变，得慎斋错综变化之论，学者更增许多学识矣。故曰：尺脉浮而有力宜表，此为妙法。设无力则宜补中，无疑矣。假使不浮而沉，直须丢去表病，一意于内商之。若沉而有力，则为实火在内，阴尚未亏，可用滋阴降火寒药，火去而阴自宁。若沉而无力，则阴血已虚，直以六味地黄之类，生阴血，补肾水而已。

此条纬①足上文数条之意，故外感、内伤，虚实互呈，见病之变化不测如此，医者当用活法求之，不可胶于一定而不知变通也。

（四三）凡脉洪滑系阳脉，无痰则为富者，脉洪大、浮大俱为病脉。沉细系阴脉，沉迟寒，沉数热，倘沉实、细数，俱为病脉。

洪为阳，滑为阳中之阴，脉得洪滑，阳气有余而阴分亦无亏也。然滑脉必有痰饮居于其部，倘滑而无痰，则气

---

① 纬：翰文斋本同，据文义疑为"续"。

血流通，富厚有余，无病之脉也。此又发前人所未发。惟洪大而无滑象，则阳过盛而阴分有亏，即为病脉矣。浮大亦然，但浮为风，洪为火，略有分别耳。至沉细则为阴脉，阳分有亏也。沉而带迟，则营中寒；沉而带数，则营中热；沉而实，则阴分过盛，势必侵阳；沉而细，则营血大虚，阴阳两亏。以上四条又为阴阳之病脉矣。医者于此，或泻或补，或温或凉，可不从心变化，消息治之乎？

（四四）左脉微弱，右脉豁大有力，方用六味地黄丸加五味子、干姜、益智。

（四五）右尺大，君不主令，相火代之，邪火不杀谷，宜温火以生土，六味地黄丸加五味子、干姜、益智。

脉亦有两手不等者，如此条之左微弱而右豁大是也。盖左三部皆属血，微弱为血虚，虚则生火。右脉主气，气有余便是火，以左之微故成右之大也。心不主令者，心君无为而治，未尝妄动也。即有余而动，亦是胞络之火，此为凡火。惟外感阳邪，即发可以水折之。今非外感症，而右尺大，即是相火代君行令。此火非水可灭，但伏于肾中，则为釜底之火，而能腐熟水谷，若一离肾位，则为邪火，如冷灶无烟。故上虽见热症，而腹中之饮食难消，所谓邪火不杀谷也。治此症者，忌用一切降凡火之法，而用寒凉消导，反致脾胃受伤，愈不纳不消矣。唯用六味养其真阴，阴足而火自敛，更加五味以助其敛，更以干姜、益智之辛热者引之归原，所谓同类相求也。火既安位，即能生土，而饮食自消。如是则阴阳两得其平，水不虚，火不炎矣。是为治阴虚火动之圣法，与后人滥用知、柏滋阴者不同也。

温火以生土，即此条之病机，然亦未尝不可概论也。盖世之论火生土者，原非君火之谓，乃命门之火也。君火只能焦土，不能生土。惟此真火在下，方能使胃气蒸腾，消磨五谷，润泽肌肤也。试观老人之火渐衰，而食即减少，运化渐迟。婴儿元阳充足，食物易消易饥，岂非真火盛衰之验哉？

（四六）血证脉见豁大无力可延，短数、细数、紧数、豁大有力不祥。

人身之血象水，属阴，色赤似阳，阴中之阳也。其原出于中焦，蒸腾于肺，下降而化为血，流行四肢百骸之间，经络无处不到，无一息之停，以奉生身，如何而有失血之证哉？必其恼怒伤肝，饮食伤脾，色欲伤肾所致耳。然血症有上下之分，肠风、尿血下行也，呕血、吐血上行也。凡见血症，即是内伤中虚，虽挟火而来，其不足之症自在，故脉必以豁大无力者为吉。豁大者，如芤脉中空之类，血虽脱去，以后不相继而至。无力者，虚火已熄，俱为佳兆，急以健脾养血为主治，未尝不可延生。如见短数者，短为气血不相续，不堪再吐；细数者，细为血分已衰，衰则骤难生长；紧数者，紧为血寒而凝，瘀血稽留，更加之以数，则火方炽不能遽止。三脉俱非吉兆也。设豁大中空之脉而有力，血虽不相继而至，然阳气已无所附，必至气短喘促而死。之四脉者皆不祥之脉，吉凶于此可判矣。以人身之阴阳不可一刻相离，而邪火不可妄动耳。

（四七）凡身热有汗，俱属血分虚。若脉浮大无力，作阴虚治之必不效。

（四八）唯脉浮大有力者，六味地黄丸加人参，或作汤服。

《经》曰：阳盛生外热①。以阳独盛于外，而阴虚于内。故身热者，知其血分必虚也。然阳主闭固腠理，必无汗出，此而身热有汗，则阳欲外亡。况有浮大无力之脉以证之。此等症亟宜先补其阳，阳旺则阴自生，热反退，未闻阴旺能生阳也。世人每见身热者，不问有汗无汗，亦不审其脉之有力无力，能用滋阴之剂，即为明理之医，不知阳已外脱，不能内而和阴。虽用芩、连、知、柏，阴未必生，徒增其寒，外必反热，汗必反出矣。故不明补阳之理，作阴虚治之，必不效也。唯身热无汗，更得浮而有力之脉，斯则阳虽独旺，尤未至于外泄，方可作阴虚治，用补阴之法耳。然补阴之药，又非世所用四物、知、柏之类，须用六味丸之萸、地补阴，苓、药健脾，丹、泽引火

四九

---

① 阳虚生外热：语见《素问·调经论》。

入内，更用人参之大力者，随补阴之药引阳气入里，而与阴和，斯外热退而阴中有阳矣。此条即滋阴之妙诀。倘单用六味而无人参，虽于脾气无碍，阴血或可渐生，而在外之阳已无所附，不能遽入而与阴和，其热症何时而已哉。故一经指出，而始知慎斋用参之妙也。汤力更速于丸，故作汤亦可。

（四九）下部见数，不得用干姜，宜附子升起；上部见数，宜干姜，以其温中达下也。

夫阳之为物，如天之有日，要使其与阴相和，而不相亢，亢则为火，反能耗阴矣。如下部脉数者，言下部则上部不数可知，是为阴虚而阳陷。治法于养阴药中加附子以升阳。附子之性，走而不守，其气纯阳，故能藉同物①之物，以归于上焦。又有上部脉数者，言上部则下部不数可知，是谓阴虚而阳脱。治法亦于养阴药中加干姜以驱火下行。干姜味辛，能温中而达下，亦藉之以安其火。两药各有所宜，不可误用也。设当用附子而误用干姜，徒增上焦之热，下火反炽，益耗其阴；当用干姜而误用附子，则上焦之火不能达下，反游行于三焦而增烦躁矣。此法人所不能知，亦不善用也。何也？医者诊得数脉，便谓热极，唯知用凉药以清解，焉知有元阳下陷上脱之理乎？又焉知以热药退数脉之理乎？按：《慎斋三书》有云：凡外热者，

---

① 物：翰文斋本同，据文义，疑为"类"。

皆是内不与阴和。用干姜回脾之阳，而使外交于胃；用吴茱萸回肝之阳，而使外交于胆；用肉桂回肾之阳，而使外交于膀胱。阴阳和而热自退矣。此诚千秋只眼，非他人能道只字者也。

（五十）心脉洪大，命门脉不起，是为心之正脉，主富。匀净主贵，沉小亦是正脉。豁大，心包络少血，宜归脾汤之类。脉见短涩，俱是心包络不足。

人身以心为主，其藏神，其主血，为君火，为阳中之正阳。其脉虽云洪大而散，必兼洪、大、实、长四字，其体方全。至命门脉，诊在右尺，虽亦属火，然以肾水养之于内，故宜藏不宜露，宜静不宜动。动则为相火，耗血损神，生痰动气，皆此火之为祟也。故诊得心脉洪大，而命门脉不起者，是为心家之正脉，无病之脉也。岂特无病而已，其人必富。若举按匀净，无迟、数、虚、短等象，又主贵。可见一脉如意，即关一生受用。又见耗其心血者，多阳气难全，平时当宝惜之也。若沉小，似与心脉相左，何以亦为正脉？盖此沉中必兼实意，小中必不带微，是为心君安宁，火不妄动，而心血自足也。着此一语，恐人误认其无浮洪之象，而反助其火，则火过旺必反伤金，是无病反增其病矣。况前之浮、洪、实、大，并无数象，纯是一团胃气。故云：无病而富贵。若稍兼数，即为心脉妄动，阳太过矣，焉能为无病之脉乎？故沉小亦是正脉一语，正与前洪大对看。又上句属浮，下句属沉，浮沉两可，方是正体。若只是豁大，不见浮洪，是浮候已不能有如经之诊，况豁大重按全无，其所主之血何在耶？故断其为心包络少血也。云包络不言心者，心主端拱深居，不易受邪，包络包裹于外，为心之外廓，属手厥阴，与三焦合为腑脏，故言心包络即是言心也。用归脾汤者，《经》云"食气入胃，浊气归心，淫精于脉，脉气留经"①云云。正欲壮其脾胃，使饮食之气归心，淫精于脉耳。设只见短涩，不见沉小，是沉候又不能有如经之诊。短为气衰，涩为血少，绝无干阳之体，非心包络不足而何？以上豁大即与洪大对看，短涩即与沉小对看，从两路挽出心脉正体来。此条独提心脉者，见心为一身之主，统正阳之令，此脉一衰，则全体之阴邪窃发，必至犯上亡阳不已，而生命斯殂。故特提出言之，以为通篇断病宝阳之纲领也。

（五一）肝脉弦长，脾脉缓，不唯无病，且富且贵。

肝木主春生之令，其脉弦长以和。此虽不言其和，然无迟数、劲软等象，则和字之意已包含在内，是为肝经之正脉也。然肝每欲克脾，故右关脉必具缓大而敦之体，方为脾家正脉。两无胜负，脾家日渐消磨水谷以生精血，肝家常行春生之令以奉生身，何病之有哉？不唯无病而已，肝脾得如是脉，还主其人富贵。富贵之说出

---

① 食气……脉气留经：语出《素问·经脉别论》。

《太素脉》，能决人之穷通寿夭。兹恐沦入星相之流，故不多赘。

（五二）肝脉弦长，脾脉短，是为脾阴不足，宜山药、莲子、五味子之类；带数，中气不足，宜补中益气汤。

设或脾脉不能缓大而敦，见出短象，虽非木来克土，而脾家自有不足之意。盖脾为阴中之至阴，脾阴不足，急宜补之。或不谙短脉之形而误认为滑，作痰饮、食积论，而妄用消导以克伐，则脾阴愈虚，而木必乘虚来克，诸症蜂起矣。故必用山药、莲子等味以补全其脾阴。用五味子者，保金所以制木，预防其来克也。设短中带数，则脾阴益虚，不能敷布其气，故气促而急，中焦之不足甚矣。急宜补中益气以补其虚，总不可用克伐之剂也。

（五三）脾脉缓，但肝脉或弦，或紧，或弦紧洪数，俱从肝治之。

前条脾胃既虚，木虽未克，宜急补之，以免其克。此条脾胃本足，但肝木过盛，即当泄其有余，仍不外护脾之道也。如弦为肝之本脉，弦而软、弦而劲即为肝病矣。紧为收敛不舒之义，肝部见此，则不能有发生之功。或弦紧兼见，是谓肝家无胃气；或洪数兼见，是谓风火有余邪。如此数者，肝先病矣，病则必来克脾，缓脉亦不可专恃也。故急从肝经用药，当补当泻，或温或凉之间，务使复其弦长而和之体，则无克制相乘之弊。所谓不唯无病，且富且贵矣。

（五四）肺脉短涩，心脉浮洪，宜利小便。肺脉浮大，或豁大，或微细，虽心脉不平，亦当从肺治之。

又以肝脾相克之理而推之，心肺两经或泻或补，与前二条本无二致也。如心火能克肺金，若肺经无病，即当专治心火。经云：肺脉浮涩而短①。今短涩，正合肺之本脉。心见浮洪，虽亦似心之正脉，然无长大之象，则外火略有余，便当防其克肺矣，故用利小便之药，引火从小肠泄去。此法不用苦寒折火，而用利小便法最为巧妙。火去而金自安，与前条肝病从肝治之法同也。设肺脉不短涩而浮大，是火势已乘金位矣；或豁大，是肺已受伤，将成外泄矣；或微细，是肺已被伤，痿而不振矣。此时一以救肺气为主，补还元气，解散火邪，虽心脉不平，利小便之法无暇用也。此与前条脾见短脉而用山药、莲子补脾之意同。由是推之，补泻任我施为，虚实只凭指下，一以贯之之意可见矣。

（五五）浮而有力②当汗，无力③当温；沉而有力④当下，无力⑤当补。

所云补泻任我施为，虚实只凭指下者，何也？凡浮、沉、迟、数、有力、无力为脉之大纲，汗、下、寒、温、

---

① 肺脉浮涩而短：语出元·滑寿《诊家枢要·五脏平脉》。
② 有力：翰文斋本其后有"表实"二字。
③ 无力：翰文斋本其后"阳虚"二字。
④ 有力：翰文斋本其后有"积滞燥粪"四字。
⑤ 无力：翰文斋本其后有"阴亏"二字。

补、泻亦治病之大纲。故且不必问其病名何症，但于指下诊得浮脉，便知其病在表，一意于表求之，然后再辨其有力、无力。如有力为表实，必表中风寒症也，因而汗之；无力为表虚，必阳气不能固腠理也，因而温之。或指下诊得沉脉，便知其病在里，一意于里求之。如沉而有力则内实，积滞燥粪症也，因而下之；沉而无力则内虚，阴亏症也，因而补之。不言迟数者，二脉亦有虚实之分，总在浮沉内辨之也；不言寒泻者，二字即包在汗下二字内，互文以见大意也。有此经权把握，则随证用药，焉有不得心应手者乎？

（五六）凡豁大之脉，俱是阳虚。

此条为"无力当温"四字下一注脚。浮而无力即为豁大之脉，才按即空，不能满指也。气虚难于周流充灌，不能温分肉而充肌肤，阳虚之甚也。用药即宜补阳，参、苓、芪、术之类，使阳气温和，则易于生长。虽不敢用大热，然决不用苦寒，反泻阳而助阴，以戕生发之气也。着此一注者，恐豁大之脉必兼肤热，虑人以发热目为阳盛，而反泻之，为害非浅，故特揭出以示戒。

（五七）沉而紧数属热，脾阴不足也，四物汤加知、柏之类。沉而短数、细数，俱从内治之。

又有一种沉紧之脉，紧为寒，紧而带数，则寒已变热。其所以变热者，皆因脾阴不足。脾不运，水谷不行，故紧；阴不足，则久郁而变热，故数。是不必独见右关，即可断为脾阴不足矣。前言脾阴不足，专指右关短脉言，此则概举六部言。专指右关短脉，故用山药、莲肉独补脾阴。概举六部，故暂用四物、知、柏以滋阴清火；倘火清热退，仍当用山药、莲肉之类，以独补脾阴也。此前后互文，皆隐而不发之妙旨。故下文见出短数、细数两脉来，盖用知、柏后，紧脉已去，见出短细。短为气病，细为血衰，数为虚火。若已用过寒凉药而脉仍数，非虚而何？此时犹不知从内治，而用山药、莲子以补脾阴，何以任司命之责耶？

（五八）脉见于右手不平者，莫作外感有余治；脉见于左手不平者，莫作内伤不足治。

外感、内伤固属两病，然症状相似，人所难晓。如外感固头痛、发热，内伤亦有头痛、发热者是也，此类不可枚举。认病一差，生死安危反掌间耳。则莫若凭之以脉，以证可假而脉难假也。然脉法多端，智者犹不易晓，况未必胸中尽了了乎？则莫若以左手主外，右手主内之法以别之，法简而能包括众有也。故右手见不平之脉，无论浮、沉、迟、数，已知其病属内伤矣，一意从内治之，不作外感有症治也；左手见不平之脉，亦无论浮、沉、迟、数，已知其病属外感矣，一意从外治之，莫作内伤不足治也。或两手俱不平者，是外感而兼内伤，发表之中即顾中气，补虚之外兼以祛邪。是以左右分内外，胸中已有把握矣，岂头痛、发热诸症之能摇惑我哉？

（五九）左曰有余，右曰不足。

所以将左右分内外者，以左属心肝二脏，心为君火，肝为风木，伤风动火等症归之，故主外而尝有余；右属脾肺二脏，肺属金而娇，脾属土而柔，伤食、咳嗽等症归之，故主内而尝不足。《难经》曰：东方实，西方虚，泻南方，补北方①。又曰：肝有泻而无补，肾有补而无泻。至于北方肾水，在左者属膀胱府，外感之证必先传太阳膀胱经，亦可主外；在右者曰命门、三焦，为腑，定当主内而不可削伐。如此分剖，则有余、不足之理自明，补泻自得其宜矣。

据《难经》论东西南北，以左寸为南方，则北方自当居右尺；以右寸为西方，则左尺亦可作东隅。两关止作中央土位。创语似属不经，然程郊倩亦曾道过，当俟明者参之。

又血属有形，左不平，有形之血病也，故可作有余治；气属无形，右不平，无形之气病也，故当作不足治。言外又见贵阳贱阴意。

（六十）若脉浮、大、数，宜于气分中佐以血药。若沉细之脉，宜于血分中兼用气药。

此条又承前"豁大之脉，俱是阳虚"而言，教人从有余处防不足也。如脉见浮、大、数，似乎外感有余矣。设

脉法解

五七

---

① 东方实……补北方：语见《难经·第七十五难》。

无外感之症见，则如之何？不知浮大与豁大相去不远，若作有余治之，元阳一泄，顷刻变成豁大矣。此时方议阳虚补阳，所失不既多乎？故诊得浮、大、数之脉，即知其气本虚，与阴不相依附，故脱空出外。数者，壮火自食其气，急用补气之药十之七，佐以补血之药十之三，以调和其阴阳，则浮、大、数之脉反能内行而得沉缓，斯为善治，且不伤其气也。若诊得沉细之脉，固可作不足治，然细为血虚，必用血分药十之七，而兼气分药十之三，斯得阳生阴长之道，而沉细亦可渐充为沉缓矣。此但补其不足，而有余者自平也。

按：浮、大、数有时作外感治，有时作阳虚治，又有时作阴虚治，未可执一，必须脉与症合，方为万全。

（六一）人之为病，虽曰虚、实、寒、热四者，而多兼见焉。

医者稍能识病，不过曰虚补、实泻、寒温、热凉而已，然用之多不效，其故何居？以其未明兼见之理耳。故有虚中夹实之症，即有实处藏虚之症；有外寒内热之症，即有外热内寒之症；又有上虚下实、上实下虚、上寒下热、上热下寒者；又有虚寒偏生壮火、实热反觉寒生。错综变化，虚实互呈，不易晓也。兼见上着一"多"字，明此等症为多。倘非具玲珑之心、活泼之眼，焉能如燃犀①之照，

---

① 燃犀：喻能明察事物，洞察奸邪。

使病无遁情哉？试观古圣立方，有人参与大黄同用者，有黄连与附子同用者，有发散药内用人参者，是皆寒热补泻互相效力者也。故病有万变，即当以万变之药应之。若补则专补，泻则专泻，所谓病热未除，中寒复起，寒症未去，热势已形。或补虚而忘祛邪，虚未回而邪已锢；或去实而失固本，实未去而本先倾。若此者，俱不知病之标本相兼者也。更有学用家传，物而不化，喜泻者不顾其人之强弱，举手便用硝、黄，喜补者毋论其邪之有无，动辄浼①夫苓、术。自己僻病尚不能医，焉望其有活人之功耶？

（六二）热则流通，凡浮、大、数者，皆热也。

（六三）寒则坚凝，凡沉、小、迟、短，皆寒也。

（六四）实则形刚，滑、弦、紧，皆实也。

（六五）虚则形柔，涩、濡、缓，皆虚也。

此数条又从正脉立论，以结从前之无数变态也。向来脉书止有正论，而未言其变态，以致学者胸中凝滞不化，病情到手，止知守经，未能通变。此书据脉论症，千奇百怪，横见侧出，可谓详矣；而正论反未之及。故于此补之，使学者知有正脉，然后再及于变脉也，即《内经》"必知平脉，方知病脉"之意而推广之耳。如热则流通，病属阳，脉亦自当属阳正脉也，如浮、如大、如数、如长之脉，非阳症、阳脉乎？寒则坚凝，病属阴，脉亦自当属

---

① 浼（měi美）：请托。

阴正脉也，如沉、如小、如迟、如短，非阴症、阴脉乎？又或病之实者，如积聚、癥瘕、痰饮之类，内有是物，则脉必有是形，故或滑，或弦，或紧，而手下必坚刚抟指；或病之虚者，如亡血、少气、泄泻之类，内既空虚，脉形亦必细弱，故或濡，或涩，或缓，而手下必柔软如绵。以上四者，病既详明，脉无变态，则不妨各据症以求治矣。

后二条论虚实，在"刚柔"二字上作眼目。若不辨其刚柔，则弦脉亦有虚者，缓脉亦有实者，何所见弦必实而缓必虚乎？

（六六）浮为在表，沉为在里；大数为热，小迟为寒；长为热流通，短为寒凝结；实为邪气实，虚为正气虚；弦紧为痛，短坚为积聚；濡缓为湿，缓大为湿热；滑为血实、为痰，涩为血虚有郁。

寒热虚实既明，更以浮沉表里之法合之，正脉之论无余蕴矣。如浮属阳，表也，则浮缓为风，浮紧为寒，浮洪为实，浮散为虚等，皆可于表辨之也；沉为阴，里也，则沉实为实，沉滑为痰，沉迟为寒，沉数为热等，皆可于里辨之也。大数为热，阳也，则表热、里热又可从浮沉处辨之矣；小迟为寒，阴也，则虚寒、实寒又可从刚柔处辨之矣。浮沉迟数之互为详察，其纲领如此。即此而推，凡其脉之似是者，各命以名，如长则过于本位之脉，与浮大相似，知其阳气之流通也；短则不及本位，与沉小相似，知其阴寒之凝结也。实则浮中沉三部俱有力，人之元气何能有此深厚，故曰邪气实也；虚则举按寻三部俱空微，吾身元气当在何处，故曰正气虚也。弦紧者，弦如弓弦，按之不移，紧如切绳，按之绞转，有血气凝泣之状，故为痛；坚者，按之抟指，如实脉而浮候全无，如滑脉而中不流利，为积聚无疑。濡在浮候，按之如棉，缓在中候，凝滞不进，湿之象也；缓而大，则湿久而生热，湿渐甚矣。滑脉流利如珠，血实之象，故肾脉滑则精血自足，又为痰饮，在肾部则为血实，在寸关则作痰饮也；涩脉沾滞不利，故为血虚，郁则气不流通，故又云有郁也。以上诸脉，其中皆具至理，据以断病，自然无差。然此皆系正脉，学者先精于此而变通之，则经权毕备矣。

（六七）凡右关缓而有力者，**胃强脾弱**，白术一钱，白豆蔻仁三分，甘草五分，陈皮五分，共为末，肉汤调服。

上文叙正脉已竟，兹复补叙脉之变者数条，亦补遗之意也。如右关得缓，是为脾胃无病。若缓而有力，人莫不以湿热治之，不知湿热之病必不能食。此乃胃强脾弱，能食而不能运化，以胃中有邪火，故能食而不能杀谷也。夫治湿热之法，或开鬼门，汗之以祛其湿；或洁净府，下之以去其热；又或利其小便，使湿从小便去。然施之于胃强脾弱之症，必致胃未必不强而脾愈弱，中气反大虚矣。故用白术、蔻仁、甘草、陈皮以理脾，使能运化消磨，而中焦之邪火自退。用肉汤调服者，前药虽为醒脾而设，恐胃得之而愈强，故以肉汤之肥腻者滞其胃，使胃不过强，则脾方成健运之功。此从未经人道之妙法也。可见同一缓而有力之脉，而湿热与脾弱相去天渊。设但知守经而未能达变，遇此等症，虚从实治，岂不一误再误乎？

（六八）凡细脉，宜沉细而起，是为阳虚之渐。转沉而数，痨瘵不治之症，脉在中，不死。

又以细脉论之，细为血少，人皆知之，然亦有变动之理。夫细主内，固宜沉也。设沉而不沉，渐作浮起之状，是内病而渐侵乎外，阴弱又成阳虚，将成一营卫两空之症矣。然而反相宜者，以脉虽虚，胃气未绝，且病势既外出从阳，急以大剂峻补，犹易为也。设不浮起而反转沉，是病又渐向内矣，更加之以数，则阴火大动，内伤五脏，烁及骨髓，非痨瘵而何？不久骨枯精稿而死，不治之症也。即以中风论，有中经、中络、中腑、中脏之不同。中经络者，在外而可治；中腑脏者，入里而难治。可见由内渐向外者为宜，由外渐深入者为忌也。而其间又有两停之法，或在外，渐至中而止，不深入；或在内，渐至中而止，不外出。此皆胃气有权，力能抗拒，症虽未解，犹带中和之气，有不死之机焉。欲斡旋此症者，务使病气外行，不令深入，养阴扶阳，相机而动，把握在心，变化在手，安得令其焦筋烁骨乎？

（东垣五脉）

（六九）弦脉：甘酸之剂皆可用，黄芪建中汤之类、甘草芍药汤。

此复引东垣五脉之象，以别五脏之各得其一体也。如弦者，东方木也，为肝木之体，其脉见于左关。今但言弦脉，必是六部俱弦，木过盛矣。但五行各有相生相克之理。木之所克者，土也，人得此脉，则当急以保脾胃为主。故用甘酸之剂，甘者保脾，酸者敛木，使木气归一，不令太过焉。故黄芪建中汤，甘剂也；甘草芍药汤，甘酸合用也。

（七十）洪脉：甘寒之剂皆可用，热邪所伤，三黄丸、调胃承气汤。

洪者，南方火也，为君火之体，其脉见于左寸。设六脉皆洪，则火过盛矣。火盛必能克金，故用甘寒之剂，所以抑火而保金。甘寒者，一以泻其虚火，一以扶其脾土，以土能生金也。此治虚火之法，脉虽洪，必无力。设遇热邪所伤之症，脉必洪而有力。斯时用甘寒清火之法，缓而不切，故用三黄丸、调胃承气汤之苦寒下降者，从内夺去其邪火，火去则阴不伤，泻阳即所以救阴也。此君火虚实两治之法，岂可倒行而逆施乎？

（七一）脾胃缓脉：如得本经太过，湿邪所伤，除湿淡渗之剂皆可用，平胃加白术、茯苓，五苓散。

缓者，中央土也，为脾胃之本体，其脉见于右关。今六部皆缓，是得脾胃之正脉，无病之脉也。设若缓而太过，或有力，或阔大，是为湿邪所伤，土过盛矣。土盛必克水，故有血化为水之症，浮肿、泄泻皆是也。治法须去本经之过盛，除湿淡渗之剂皆可用，平胃散加白术、茯苓所以除湿，五苓所以渗水，湿邪去而土自安，肾不受制矣。

（七二）涩脉：燥热所伤，甘温、甘润之剂皆可用，异功散加当归，四君子加①熟地。

涩者，西方金也，为肺金之体，其脉见于右寸。六脉皆涩，虽得肺之正脉，然未免枯涩而无润泽之象，且肺属燥金，则为燥热所伤矣。肺既受伤，焉能生水哉？故以甘温、甘润之剂主之。温者温其土，即所以生金；润者养其水，以补肺之子也。异功散、四君子皆甘温之药，脾肺二脏均补。当归、熟地养血之物，兼以润燥滋肾，故皆可用。

（七三）沉细脉：寒邪所伤，甘热之剂皆可用，理中、四逆。寒甚，理中加附子。益黄散、养胃丸。

沉细者，北方水也，为肾水之体，其脉见于两尺。若六脉俱沉细，则为寒邪所伤矣。寒气壅甚，必能灭火，故用甘热之剂以胜之，理中、四逆是也。以寒气之辙上辙下，必先暖其中焦，然后更及于肾。肾虽水脏，得火则为

---

① 加：原无，据翰文斋本补。

温泉，而有生木之功。如寒气甚，理中之中必加附子，以暖其水脏。若寒未甚者，但温其胃，使中气有权，下焦寒气自不致上凌阳分也。故但用益黄散、养胃丸平和甘温之药，自然镇伏其阴寒矣。

按：弦、洪、缓、涩、细五脏之脉，惟弦、洪、缓三脉有泻法，涩、细二脉无泻法，即《难经》"东方实，西方虚，泻南方，补北方"① 之义。然肝实泻肝即当补脾，心实泻心即当补肺，二者恐乘所不胜也；肺虚补肺即兼补土，肾虚滋肾更宜保金，二者兼顾其母也。唯脾介于虚实补泻之间，果有湿热即宜泻，中气虚弱即宜补。此补泻之大略如此。盖五脏各有互相生克，彼此损益之义焉。然犹未尽厥旨也。故东南方实矣，岂无肝心之虚，而当补之症乎？安可胶于一定，而致实实虚虚之祸耶？总之，实者邪气实也，虚者正气虚也，能于泻邪处顾其正气之虚，补正处虑有助邪之实，则活法在人，变化从心，信手拈来，头头之道，斯为天下至医矣。

（七四）六脉俱弦，指下又虚，脾胃虚弱之症。

即以当泻之脉而当补者论之。如弦者，东方实也，六脉俱弦，谁不知当泻者。玩此二条，皆用"六脉"字，则知上五脏之脉，皆指六部言，不然独某部见某脉即为正脉，何用张皇而必用补泻哉？设指下空虚无力，是非肝实之故，而为脾胃虚弱之症矣。盖以肝原未尝实，因脾虚而所胜乘之，故令脉弦

---

① 东方实……补北方：语见《难经·七十五难》。

也。此症不知补脾而反泻肝，则肝又虚而脾仍弱，犯虚虚之戒矣。谁谓东方实而可恣意泻之乎？

（七五）六脉沉紧，按之不鼓，膀胱胜小肠也。此火投于水，大寒之症宜温之。

更有似乎可泻之脉，而断断不可泻者，如六脉沉紧，紧与细不同，细为虚寒，紧又似乎寒实。疑可泻者，不知按之不鼓，是阴寒纯在脏中，且六脉皆然，心肺之阳何在，非虚寒而何？然人或亦知为寒症，而不知为膀胱胜小肠之症也。以膀胱之壬水克小肠之丙火，阳火尽绝。如以些须之火，投入大水之中，焉有不灭者乎？急宜温之，以留此元阳之一线，犹可冀其生。若误以紧脉而反泻之，轻者变重，重者必死矣。

（七六）脉沉厥，紧而涩，按之空虚。若洪大而涩，按之无力，犹为虚寒之症，况沉紧按之空虚者乎？是阴寒在内，中下焦虚寒之极。

若前脉沉紧之中带有涩意，又现厥症，按之又空虚，固知其为虚寒矣。涩者，迟滞不前之意，与滑涩之涩略有不同。《内经》云：寒则血脉凝泣。此涩字即凝泣之意。即有洪大之脉，亦带涩意。而按之空虚，亦为虚寒之症也。恐人于洪大上狐疑，不知洪大者，阳气在外，中焦已寒，与前心经正脉之洪不同，辨处全在涩上及按之无力上，非波涛汹涌之谓也。能知此洪大而涩为虚寒，则沉紧空虚之为虚寒不待言矣。沉为里，紧为寒，无力为虚，是阴寒在内，中下焦俱虚寒之极矣，不温更何待乎？

此二条独详言寒症，以示人扶阳之要也。盖寒症假热者多，不具明眼，鲜不为病所惑。以热症易识，人或不误认为寒。寒症难知，人鲜不误认为热者。更指出"洪大"二字，以见误人之处在此。虑周千变，可谓明且切矣。以上为一结。

（七七）脉缓而弦急，按之洪大，皆中之下得之，脾土受邪。

脾胃为一身之主宰，四脏皆禀气焉，故治百病俱不可忘脾胃也。如病得缓脉，最为吉兆，以胃气尚强耳。若缓中见弦急，则木乘土位矣。按之洪大，木势正盛，脉又不浮而在于中之下，中下正脾土之部。合而观之，知为脾土受邪矣。脾受邪即当补脾。设误认其缓与洪大为湿热之有余，而用除湿淡渗之剂以泻脾，则脾愈虚而弦急愈甚矣。夫百病皆关脾胃，即诸有余之症，自当汗、吐、下者，必欲留此胃中津液以为固本拒邪之用，况胃气原虚，而可恣用泻法乎？此条独提出脾胃言，见病机之最急者，莫切于此。脾胃有权，则能反凶为吉；不足，则能变福成灾。此道也者，医家不可须臾离也。已上为二结。

（七八）脉大则无火，脉细则无水。

人之有生，不过气血两端。气血者，吾身之水火也，皆中焦谷食所化，自无偏胜之虞，特以百病来侵，汗下过甚，遂未免有偏胜之害矣。有汗多亡阳者，有下多亡阴者，有汗下两^①亡其阴阳者，于何验之？于脉验之而已。故得大脉者，浮而大也，即知其伤气，为无火之象。盖大脉尽浮于外，似乎有余，而内中空虚，其实不足，三焦命门之火已欲去矣。纵有身热烦躁等症，总是内寒外热，假热症也，此之谓亡阳。设得细脉者，沉而细也，即知其伤血，为无水之象。盖血足，脉中必见沉滑不散，今细脉虽于沉见，其实似有若无，非阴分大虚乎？阴虚则阳无依而外散矣，此之谓亡阴。总因医者不顾人之胃气，任意汗下，以致如此，直至气血两伤，然后再议补救，晚矣。夫细脉人亦知其无水，大脉人多不知其为无火，慎斋指出言之，使人兢兢致慎，不可误认为有余，而再加汗散也。此条又提出水火气血言，以二者人之命根，有之则生，无之则死，不可不宝惜于平日，尤不可误泄于一旦也。以上为三结。

　　历观诸脉，纷纭错杂，汗下攻补，寒热兼施，备极变化之妙。医家倘能循其准绳规矩，亦可升堂而入室矣。然予细揣语意，大抵从补处为多，以人之病十有九虚也。故《古脉经》中所指，如洪、大、实、长、滑、紧、动诸脉，止言有余，未尝言其不足。慎斋则从有余处，委曲寻出不足来，非好事也。以人身之精神有限，而病邪之窃取无

① 两：翰文斋本作"而"。

穷，倘不于虚处留神，待元气消亡之后，安所措手乎？故脉实症虚之说，处处皆具至理，不可不细心体会也。更于后结处指出虚寒一条，以教人宝其阳气，再指出脾胃气血以为人身生命攸关。谆谆告戒，读者慎毋辜负一片婆心也。

慎 斋 三 书

明·周之干　撰

题　语

　　《楞严经》①云：医王能治一切病，不能治命尽之人。此理固不易，然懼为庸师藉口，则云彼命已尽，于药何尤②。古先哲王救世扶危之药学，只供后人猎取货殖③之资，而民命阴受其夭札④，则胡不云彼人即有应绝之数，我何独为操刀之刽乎？是以仁人君子用心于施济者，博览诸家，搜罗百氏，以为未已，必欲穷未见之书，参最上之旨。盖不敢视人为草菅，其难其慎，非彻见圣贤心髓，不得以依稀仿佛轻试刀圭也。予友石瑞章，怀奇抱道，学有渊源，间有著集，能开古人未发之蕴，其所自命，原不詹詹⑤为旦夕谋。而予每听其麈欲之言⑥，日新月异，殆无能测其崖畔。然其得名最早，病机杂至，险夷难易，无不奏验。晨昏稍暇，又手不释古人之书，二十年药案，汗牛充栋⑦，皆从碌碌酬应时，手自记录其病之本末，与治之条析，多未详载，逾浃旬⑧并亦忘之矣。乃其自为垂世计者

慎斋三书

七三

---

　　①　《楞严经》：佛教经典。全称《大佛顶如来密因修证了义诸菩萨万行首楞严经》。
　　②　尤：过失。
　　③　货殖：经商营利。
　　④　夭札：遭疫病而早死。
　　⑤　詹詹：言词烦琐、喋喋不休的样子。
　　⑥　麈（zhǔ 主）欲之言：疑为"麈尾之言"，谓高明的言论。
　　⑦　汗牛充栋：原为"汗车充栋"，据文义改。
　　⑧　浃旬：一旬，十天。

似缓，而汲汲乎以表扬先哲为己任。往岁已梓《慎柔五书》矣，今复出姑熟①周慎斋先生书三卷，属②予经理③锓刻。夫慎斋之后有慎柔，犹东垣之后有天益，丹溪之后有元礼，而瑞章则又因慎柔而远师慎斋。即以东垣学蔽群贤，亦必挟千金从游易老。丹溪访师，渡浙走吴，遍历淮徐建业，皆无所遇，返武陵而得师事太无先生④。至先圣黄岐之后，首推仲景为圣人流亚⑤，然亦曾往师张伯祖⑥。从古贤人艺士，建继往开来之业者，概未有无师之智而自成不朽者也。慎斋先生抱膝⑦深山，麋鹿为友，不求闻达。至暮年，娄东王相国文成公，币请⑧出山，其道忽大通显。生平出处，大约有古南阳之风。其所遗书，开天⑨之论，抒自心臆，无所依由，别无引据，而其道又近乎中庸，全无诡异，为前此千百年未睹之元文，为后此千百年不用之秘典。予非过为张皇⑩也。尝闻诸弈⑪家者流，其云古《秋

---

① 姑熟：地名。今安徽当涂。
② 属：嘱咐。
③ 经理：处理。
④ 太无：即罗太无，朱丹溪之师。
⑤ 流亚：同一类的人。
⑥ 张伯祖：东汉医家，南郡涅阳（今河南南阳）人。
⑦ 抱膝：以手抱膝而坐，有所思貌。
⑧ 币请：礼聘。
⑨ 开天：创始。
⑩ 张皇：夸张。
⑪ 弈：原作"奕"，据文义改。下同。

仙遗谱》①，凡千数百，则可谓穷巅极奥。然弈虽小道，代有国手，临局命子，尚有高出古人之右者，可见人之心思智虑靡有限量。开辟手亦时代而有，医林之有国手当亦如是。或云先生之书夥②矣，今特以三卷为率，毋乃太约乎？曰：此非瑞章不能辨也。先生之书，皆门人集记，错乱无论，唯瑞章亲炙其教于慎柔，出自原遗的本③，与后来添附者不侔。且人秘一编，藏之韫椟④，尘封蠹蚀，久将淹废，非瑞章孰能为之传？从兹以往，先生之书炳⑤日星而布江河矣。予亦著《本草汇笺》数卷，《内经研冰集》数卷，将授吴门之肆，即于此地市药自给。瑞章每劝予悬壶里门，以便朝夕昕求，毋令阳春⑥响绝。忆壮时尝栖邓蔚⑦，阅有年所。深荷⑧先汉老人缪示奖可，相得甚善，亦曾劝予结茅⑨元山之麓，以与法门相通。瑞章之欲我居里门亦此意也，然于是予更愧矣。

顺治岁次戊戌仲春穀旦⑩毗陵后学顾元交撰

慎斋三书

七五

---

① 秋仙遗谱：围棋书谱。明代诸克明辑录，明嘉靖三十六年（1557）成书。

② 夥（huǒ 伙）：多。

③ 的本：真本。

④ 韫椟：柜子。

⑤ 炳：光明，显著。

⑥ 阳春：高雅的乐曲。

⑦ 邓蔚：属苏州。

⑧ 荷：承蒙。

⑨ 结茅：亦作"结茆"。编茅为屋，谓建造简陋的屋舍。

⑩ 穀旦：晴朗美好的日子。旧时常用为吉日的代称。

序

《慎斋三书》，皆先生弟子口授耳传记录成编，原无次第，譬之石鼓遗文，虫书剥蚀。然每见古人有心著书，长篇广幅，斗丽炫奇，未免续貂①遗憾。先生只言半句，皆从齿缝中偶然流出，字字元珠，所谓现宝刹于毫端，纳须弥于芥子②，虽千箱万轴，无以逾此。余虽稍加综核，未敢过为更张。如首编记录中，论内伤者居多，次编内伤集语内，亦有多条可入记录者，余总不敢妄为配合。学者触悟贯通，毋踏刻舟之求，此不为多，彼不为复，庶不昧先生立言妙旨，并区区③删定一得之愚意也。先生讳之幹，姓周氏，江南太平人，生于明万历年。吾乡慎柔师，由查了吾④私淑其训。慎柔临寂⑤时，以先生书数种付余，且嘱余秘之。余谓不然，先生之学，开辟前贤，垂示后辈，可为一代不朽。余偃蹇⑥无闻，纵秘之私笈，不过为里巷中小康济耳。寻至乙酉，避兵远窜，囊无阿堵⑦，唯恐卒灰

① 续貂：喻续加的不及原有的。
② 现宝刹……弥于芥子：语出《华严经》，形容内容丰富深广。
③ 区区：旧时自谦辞。
④ 查了吾：明代医家查万合（1556—1624），字了吾，学医于周慎斋门下，得其传。
⑤ 寂："死"的委婉语。
⑥ 偃蹇：犹困顿。
⑦ 阿堵：指钱财。

兵燹①。先于丁亥刻《慎柔五书》，今复溯其渊源，锓先生书三卷，并查了吾一帙，以成全璧。大抵先生之学，尤深于内伤一门。盖从内伤立辨，而外感与诸杂症俱错见②于中矣。先生隐居山壑，迟暮晚成，不急求售。太仓王文成公患危症，名医毕集，束手技穷，偶卜卦得《蛊》之幹，与先生讳③合，千里相招，施功旦夕，公具五十镒④为寿，自是先生名大显，不但机缘辐至⑤，而先生之学倾动鬼神。嗟乎！岐黄岂小道哉！

丁酉夏日瑞章氏题

---

　　① 兵燹（xiǎn 显）：指兵乱。

　　② 错见：杂见。

　　③ 讳：指名讳。

　　④ 镒：古代重量单位，通常谓二十两一镒。

　　⑤ 辐至：聚集而来。

凡　例

先生之书，从无刻本，方技之家，偶拾其片言只字，奉为秘典，及施之治疗，方枘圆凿，动多不合。盖由未睹全书，本原未彻也。是书有纲有目，通达道源，真足以方轨前贤，引绳后学矣。

先生之书，多出自门人记札，或附会己意，或词意相阻，真伪杂载，冗沓无伦。虽动积数万言，已非兰亭旧本。是书乃其高足上座了吾、慎柔亲授笔记，而予又重加删订，简帙不繁，扼要之言，不外乎此。

原书另有脉症、用药诸项，如肾水不足用六味丸，命门火衰用八味丸之类。此设为规矩，以为方圆之则，而病机千出，变化无方，予俱略而不载，以杜后人锲舟胶柱之嫌。

先生医案，皆系门人之笔，见其验症用药而依法记之，故议论多未详也。予力加芟柞①，仅存八十余首，分门杂录，以待高明之士颖悟触类，以为救世之良筏云。

先生引用古方载在诸书，予不冗列，以滋汗简②。唯和中散数方，系先生创设，开辟古今，故特详于后。

瑞章氏再识

---

① 芟柞（shānzuò 山坐）：耕作。引申为整理。
② 汗简：借指典籍。

周慎斋先生列传

查 第

　　周慎斋，讳子幹，宛陵太邑人也。生正德年间，为人刚毅不阿，好读书，贫病交侵。中年患中满疾，痛楚不堪，遍访名师，无效。复广搜医方，又不敢妄试。一晚，强坐玩月，倏为云蔽，闷甚。少顷，清风徐来，云开月朗。大悟曰：夫云，阴物也；风，阳物也。阳气通畅，则阴翳顿消，吾病其犹是乎！遂制和中方丸，服不一月而安。叹曰：大哉圣人之言也！阳生阴长，不易之理，舍《灵》《素》、张、李，吾安所适哉？今之医家皆聋瞆也。于是潜心《灵》《素》，私淑张、李，参以河间，亦綦①明矣。犹不敢自是，就正于薛立斋先生，问难数日，证其初悟，豁然贯通。出谓人曰：立斋真名师也，理道甚明，惜其稍泥，余思过半矣。归主查源溪翁家。源溪与慎斋以理学相契，最为莫逆交。请见诸行，既而自铭曰：病日如年，求医求仙，毋慅致败，毋利丧元，精吾之学，广吾之传，体天明道，庶几无忝。嗣与博游数十余年，源溪曰：慎斋之医入神，世不多得，微②斯人，吾谁与依？因命其

①　綦（qí 其）：极。
②　微：无。

子有则字虚中者师事之。了吾从旁叹曰：余亦思侍，恨无进见之将①。虚中曰：朋友有通财之义，吾与若②分虽叔侄，情同兄弟，当备脩贽③并三镒④，与叔共拜之。时查竟水亦在门下。慎斋曰：虚中志在诗书，多不能竟。了吾纯静，可得全学；竟水敏决，可传痘疹。后果如其言。盘桓五载秋，史广文西宾⑤陈希阳久病拉治愈，悦服。执弟子礼，回至中途，见担蛋者，为巉⑥石碎，悯之，偿其价，命工人去其石。工人曰：此石灵，言者莫不兴灾。顾哂焚香告曰：药王急民苛毒，若灵祸及某，毋与尔邻人，终莫敢踣⑦。正拟议间，雷击平之。其至诚感神如此。越明年六十，倾心味道，因了吾过苏吴，遍周南国，虚中如⑧太学，由岁荐授会稽县令，染目疾归，各述所闻，略陈简著，故慎斋医录半出虚中、了吾辈也。

---

① 将：奉献。

② 若：你。

③ 脩贽（zhì治）：脩，指学生致教师的酬金。贽，古代初次拜见尊长时所送的礼物。脩贽谓携带礼物求见。

④ 镒（yì）：古代重量单位，合二十两（一说二十四两）。

⑤ 西宾：旧时对塾师的敬称。

⑥ 巉（chán）：山势高峻。

⑦ 踣（bó博）：毁坏。

⑧ 如：往。

卷之一

口授记录

清气在下，则助命门火，故阴气浊气在上，填实肺气，肺不能行降下之令，故大便闭。

凡胸前作胀痛者，皆阳气不达于胸，阴气填塞故也。盖阳则轻松，阴则凝①滞。

治伤寒法，总以扶阳为主。如冬月阳气藏于肾，里实表虚，寒邪易入，阳气难升。故十神汤中，干葛、升麻、白芷升阳明之阳，紫苏、麻黄升太阳之阳，川芎升少阳之阳，阳升而寒自散也。至春，阳气甚微，饮食、七情之气郁于胸膈，阳气不得上升。故香苏散用香附、陈皮开豁胸膈，使阳气得以直上也。至夏，阳气尽发于表，表实里虚，且长夏湿土用事，内多湿热。用猪苓泻上焦，茯苓利中焦，泽泻利下焦，佐以肉桂，以辛热之气散动湿郁，接引阳气入里，令三物得以下达而成功。至秋，阳气下藏，肺金用事，以湿热内郁，阳难降下。故正气散用藿香醒脾，厚朴温胃，紫苏、陈皮开豁胸膈，令阳气得以下潜也。今人殊昧此意，反以泄阳，悲夫！寒伤少阳，寒热往

———

① 凝：原作"疑"，据文义改。

慎斋三书

八一

来①，呕而口苦，胸胁痛而耳聋，治法止宜和解。若汗则损太阳，下则损阳明。缘胆在中，无出入之路也。小柴胡汤中，黄芩清胆火，柴胡走肝经，且引黄芩直入病所清利邪热；肝邪胜则克土，参、草实脾，使不受木之害；半夏和胃，且助柴胡成功。有是病而用是药，缺一不可②。

胃气上升于肺则为气，从肺回下则化为血。

人身以阳气为主。一分阳气未绝，不至于死；一分阴气未尽，不得成仙。

经云：春不服白虎，为泻肺；秋不服柴胡，为泻水也③。盖春主阳气上升，石膏、知母苦寒下降，恶其泻肺之阳而不得生发也；秋主阳气下行，金生水之时，柴胡发散，恶其升提阳气而不得下达也。

凡虚损之病，命门火旺，肾水不足，阳明化燥火。肝气即胃气，故肝火亦旺，木燥土干，心火炎上，金无养，水无生。五火交炽之时，若用黄柏、知母滋阴降火，是犹干锅炼红，倾一杯之水，击动火势，立地碎裂矣，甚可畏哉。若脉带缓，是胃气未绝，犹可调理。用四君子加山药，引入脾经，单补脾阴，再随所兼之症而治之。俟脾气旺，则土生金，金生水，水升而火自降矣。此合三之治也。若脉见紧数、短数、细数者，皆不可治。

---

① 往来：原无，据翰文斋本补。
② 缺一不可：翰文斋本其后有"读伤寒书须知文法"等344字。
③ 春不服……为泻水也：语出元·王好古《此事难知·太阳六传》。

内伤，肌表发热，皆邪阳盛、正阳虚也。参、芪所以助阳，但芪性缓，须佐以附子，则壮阳之气领芪直走于表，而成功斯速。

伤寒，寒热往来，邪在半表半里。内伤寒热，系气血两虚。盖气虚则寒，血虚则热。一云脾虚则热，胃虚则寒。盖脾胃者，气血之原也。

内伤，阳气下陷，为病日久，宜养正，令邪自退。药以甘温为主，苦寒却病之药，不过佐使而已。外感，寒邪初入，元气未亏，宜却邪以从正。故诸泻心、承气、陷胸之类，皆所以却邪也，邪退而阳无碍恙矣。

内伤，清阳下陷，阴火上升。若用寒药，阳愈陷，火愈炽。火寻出窍，虚者受之，或目痛，或耳聋，或齿痛，从其虚而散也。

内伤，左脉短细而涩，右脉浮大而虚。左为气中之血，阳气下陷不能生阴，故血枯而脉细涩也；右为血中之气，脾胃亏损不能生金，故气虚而脉浮大。

清阳下降，则水火不交而成痞，心肺皆为邪火所迫，渐至血枯。《经》云：地气上为云，天气下为雨①。人身阳气升腾，则气降而为血。故补肾以滋阴，不若补脾而升阳也。

水者，所以生木也，水泛则木浮，必得土克水，而后

---

① 地气上为云……为雨：语见《素问·阴阳应象大论》。

能生木；木者，所以生火也，木盛则自焚，必得金克木，而后能生火；火能生土，火炎则土燥，必得水克火，而后能生土；土生金，土重则金埋，必得木克土，而后能生金；金生水，金寒则水冷，必得火克金，而后能生水。此生克制化之道也。

伤风用温肺汤，是金位之下，火气承之；肝病用白芍，是木位之下，金气承之；脾病用柴胡、防风，是土位之下，木气承之；肾病用白术，是水位之下，土气承之；心病用地黄，是火位之下，水气承之。故不克不生，五脏皆然。人徒知克我者为贼邪，而不知克我者为夫也。盖女无夫则不生，五脏无克亦不生，如水生木是矣。而江湖河海之中不见木生，以其无土克也。故相生之道人皆知之，相克之义举世莫知。《经》云：承乃制，制则生化①。有志②者宜详味焉。

肾畏白术，恐伤于燥也。然尺脉洪大，嫌于水泛而无所制，须用白术以提防之。若尺脉细，则无水，不当用白术，以燥之矣。

脉气不足，用四君子汤；脾气有余，用平胃散。有余则泄，不足则补，五脏皆然。

脾虚则脉弦者，服补中益气汤后必发疟；脾虚而湿胜者，服补中益气汤后必患痢。此邪寻路而出，仍服前汤自愈。

火载血上行，逆也。复用凉药，强为降下，不逆而又逆乎？曷若发而散之，之为愈也。

两尺无脉，是为无根，将有痰厥之患；两寸无脉，是为气闭，则为阴阳不升降之患。

凡似伤风咳嗽之病，作外感医，或表汗，或清凉降火，后必成痨瘵。盖肺虚不能卫皮毛，以致伤风咳嗽，宜用温肺汤，固肺气为主。若用寒凉，则肺气益虚，肺虚则不能生肾水，水枯则相火旺，相火旺则骨髓蒸干，瘵之所由作也。瘵病不作泻者，阴虚骨髓皆枯也。善食者胃中火盛，非多食压火不住也。

缓为脾之本脉，缓而有力为太过，无力为不足。若脾部见弦脉，为木乘土位，中气不足所致，是从所不胜来，为贼邪；若见沉细，是从所胜来，为水侮土；见短涩，是从前来，为实邪；见洪大，是从后来，为虚邪。凡看脉，先认本部脉形，若兼见别部脉形，或从所生来者，或从所克来者，以五行之理推之，然后断病不差。

仲景以弦为阴，叔和以弦为阳。然须辨弦中迟速，而后阴阳始定。弦迟为阴，弦速为阳，弦滑为痰饮。

内伤发热是阳虚上浮，下寒上热、内寒外热为假热也。盖肝、脾、肾三阴在下，三阴中有三阳。若阳气虚，阴气胜，则三阳上逆，三阴独治于下。太阴则无阳明之阳，少阴则无太阳之阳，厥阴则无少阳之阳，阳浮于上，身热所由发也。故用干姜回阳明于脾，肉桂回太阳于肾，茱萸回少阳于肝。三阳下降，则火敛归原，而身热退矣。故曰干姜、肉桂乃退热之圣药也。

温肺汤，金浮水升也。细辛、五味、肉桂皆所以温肾。肾水温暖，则气上行，气即水中之金，是金浮也，所谓云从地起也。上行之气熏蒸于肺，停而为津液者，复化为水，是水升也，所谓水从天降也。

温肺汤，木沉火降也。温肺则金旺，金旺则能平木，木有所畏，收敛下行，是谓木沉。木既沉，火自降矣。

木者，火之母也。木浮则火在上而肾水寒，木沉则火在下而肾水温。

凡人一身，只阴阳二气。若阳气生发，阴气皆化为血；阳若不足，阴气皆化为火。

脾当夏月，湿热为害，自受之则作泻痢。入于肝则寒热似疟，入于肺则为痰嗽。若腹中大痛，则少用五苓散，重加干姜，可当理中汤；若腹微痛，则重用五苓散，少加干姜；痰嗽，五苓散加半夏、五味，则肺气清，可当温肺汤；疟疾，五苓散加柴胡、黄芩；头痛，加川芎、蔓荆；腹中宿食，加干姜、半夏，盖干姜温中，能化宿食，半夏醒脾故也；汗多，五苓散合小建中汤；汗太多，合黄芪建中汤；身热，五苓散加柴胡、干葛；热甚，加石膏。欲用五苓发表，则热饮走表，桂枝得令也；欲利小便，则冷饮达下，泽泻得令也；欲吐，则温服，复饮热汤数碗，探之使吐，猪苓得令也。一方之中，无穷妙用如此。

湿热在上焦，大渴引饮，宜渗泻之。五苓散为阳中之阴，表之里药也。肺①形虚飘，故猪苓入肺而利上焦，茯苓利中焦，泽泻利下焦；白术补脾以燥湿；用肉桂少许，以甘温走表，交通内外，接引阳气入里，扶助药力下达，而逐三焦之湿热也。

人身以阳气为主，用药以扶阳为主。如上焦闭塞，阳气不得下降，须开豁之；中焦阳虚不能上升，须温补之；下焦阳不能藏，须求肾纳气。

泻属脾，宜升胃；吐属胃，宜醒脾。

今人取煤炭者，冬时天寒，必脱衣下坑，以阳气下潜，地上寒，地下热也；夏时天热，必复衣而下，以阳气上浮，地上热，地下寒也。医家用药，须识得此意。故东垣夏月用大顺散，以阴在里也；冬月用黄柏，以少火在泉也。《经》云：用热不远热，用寒不远寒②。是矣。

凡内伤、伤寒，若服温肺汤，不宜骤发大汗。盖药中气味皆辛热，饮入胃中须待良久，俟下焦温暖，肾中之阳上达于肺，熏蒸成液，而后皮毛开通，自然汗出，邪气自退。大火煎者，取其厚气，易达于表，而不留中也。若汤药入腹，遽用温覆发出大汗，则津液先亡，药之热气不能发泄，反郁于内而成燥火，故身热反甚，舌干、齿燥、唇

① 肺：翰文斋本作"药"。
② 用热不远热……远寒：语出《素问·六元正纪大论》。

裂、神昏，一切热症所由作矣。当此之时，热势太甚，须用柴苓汤加当归、枳壳、干葛以和解之。所谓开鬼门，洁净府，上下分彻其热也。

归脾汤用木香，交通之使也。盖火郁气滞，脾气不醒，不能上通于心，下达于肝，失其统属之令矣。木香破上焦之滞，醒动脾气。而后脾能淫气于心，心始生血；散精于肝，肝始藏血。心肝归依于脾，而后脾得以统血也。且参、芪、术、草之补脾，当归之补肝，茯苓、远志、酸枣之补心，各守一经，性皆滞碍，得木香之疏畅，则药气活动，三经流通，而无扞格之患矣。今之用归脾而去木香者，惑哉！

凡嗽咳而后痢，肺虚阳气下陷也；先嗽咳而后疟疾，金衰不能平木也①。

凡生病处，皆为阴，为火，为阳气不到。阳气所到之处，断无生病之理。

痢疾不发于夏发于秋者，盖夏时阳气尽发于表。太阴主里，湿土用事，纯阴无阳，或过食生冷，积而不化，积久成热，痢之所由起也。不发于夏者，无阳则阴不运。发于秋者，阳气入里，攻之使然也。

四物汤治血之有余，不治血之不足。盖有余之血，溢而不归于经，则用芎、归。川芎上至巅顶，下至九泉，所

---

① 金衰不能平木也：原无，据翰文斋本补。

以行血，当归引血归经，二味走而不守。白芍酸以收之，地黄直达丹田，二味守而不走，使血安于其位也。若血不足，则孤阴不生，必以四君子为主，令阳生阴长可也，岂四物所能独治哉！

四君子补脾药也。然得黄芪则补肺，得当归则补血，得山药则补脾阴，得干姜则温中，得丁香则温胃，得神曲则去胃中陈腐之气。脾气困倦，加木香、砂仁之香燥以醒之；丹田火起，加地黄之沉寒以泄之。木乘土位，四君子加芍药，以补脾阴而泻土中之木。

伊尹十全大补汤中，用四君子汤补气，加木香不使上焦气滞。四物汤补血，加沉香不使下焦血滞。上古气血皆厚，故用二香补而兼之以行也。若叔季之人气血愈虚，故东垣以黄芪代木香，更益上焦之气。血温则生，以肉桂代沉香，温暖阴血而使之生也。《经》云：虚者十补，勿一泻之①。是矣。

寒凉泻火之有余，不能泻火之不足。五脏无病，只肾虚火动，故用寒药滋阴降火。若脾虚下陷，阴火上升，复用寒凉，则无根之火降之愈焰，而喉痛音哑之病作矣，危亡其能免乎？

补中益气汤，人皆知为上焦之药，而不知其为下焦之药也。以脉右大于左，阳陷于阴，乃从阴引阳也。六味地

① 虚者十补……一泻之：语见《金匮玉函经·证治总例》。

黄丸，人皆以为下焦之药，而不知其为上焦之药也。以脉寸旺于尺，阳亢于上，乃从阳引阴也。

汗乃心之液，心火乘脾，散而不敛，故多汗。亦有肾水侮土，溢于心而为汗者。

命门脉起，用茯苓、苡仁引火下达。

脉数则无火，是邪火有余，真火不足。

两尺脉数，是为阴虚火动。

脉紧犹有胃气，脉数是无胃气。

浮弦之脉，芍药敛之使下。

血无气领，血不归经。

火在丹田之下者，是为少火，少火则生气；离丹田而上者，是为壮火，壮火则食气。食气之火是为邪火，生气之火是为真火。

肝火逆行，上乘脾位，用吴茱萸、炒黄连以制之。黄连泻火，吴萸引肝气达下，归于其位，所谓木沉则火降也。

先有脏毒，后有咳嗽，此由腑及脏，肺与大肠相表里也。

《论注》曰：病呕而吐，食久反出，是无水①也。盖肾主司闭藏之令，肾水既绝，则不能纳气，气不归原，逆于膈上，故呕而食出也。

---

① 水：王冰注《素问·至真要大论》作"火"。

凡虚损见数脉，为胃气不足。若转缓弱，为胃气生发之象。盖缓则有宽裕不迫之意，弱则有软嫩和柔之态，皆象少阳春生之景也。

四五月间湿热虽盛，犹正脾病，故宜五苓散。若六七月湿热太甚，主气衰而客气旺之时，宜清暑益气汤。盖壬膀胱之水已绝于巳，癸肾水已绝于午，用参、芪、甘草、麦冬、五味大滋化源，令金旺生水，以救将绝之肾也。黄柏清水之流，苍术、白术、泽泻上下分消其湿，升麻、干葛解表之热，青陈皮、神曲消湿热之痞满而除陈腐之气。

四君子甘温足以守中，二陈辛温足以散滞，皆脾胃要药也。

凡脉见数，为胃气不足，宜单补脾阴，以养胃气。

作泻，藏附子于白术中，令其守中以止泻也；表热，藏附子于黄芪中，欲其走表以助阳也。

凡夏月，阳气尽浮于表，脾胃无阳，湿热内积，五苓散要药也。

中气与肾相对，是天一生水也。

胃之阳气，贯于四脏之内。假如阳气不到于肺，是肺之脾胃虚也。余可类推。

肺脉豁大，须防作泻。

眼胞，上者属脾，下者属胃。

凡人素有病，若劳碌动作，反觉精神强健，此乃阴火沸腾，扶助于内，不觉元气之不足也；若静养调适，反觉神倦气弱，此阴火已退，阳气已复，本相透露故也，以元气本不足也。

若卒死者，魂不附体，若身一移动，则魂寻觅不着，不能复归矣。

心火居上，肾水居下，水能克火。以脾土居中，制住肾水，故不得凌上耳。若土虚不能制水，水无所畏，自小腹撑起，上冲于心，来克心火，如豚之奔而不可遏，故名曰奔豚。久则痛甚，水火不得下降，脾土无养，日就尪羸而不可救药。

无火不动痰，无痰不作晕。

凡走表之药，以气胜也，须焰火骤煎，不可太熟。

疟疾脉迟，宜用丁香温暖中气，脉数者不宜。

痰着而不出，是无力也。痰黑出于肾，中气寒，肾水泛上也。

凡病久而不愈者，多有用附子获效，附子回下焦之阳。盖万物生于土。火者，土之母也。命门火旺，则脾土温暖，胃气升发，五脏皆有所禀，此提纲挈领之治也。若于五脏中用药，犹是见病医病，其何能效？

白浊不清者，湿也；痛者，湿兼热也。

久疟，宜补脾；痰喘，宜求肾纳气。

肝脏在两胁，肝之治在下焦。肾肝居下，阴中阴也。

夜间不睡，盖胆火冲上，神不安静使然。温胆汤中用枳实开豁胸膈浊气，竹茹清胆火使之下行。

凡病人五味皆欲食，食又不能多者，五脏皆虚，脾气不运也。盖一味属一脏，一脏虚，则思一脏之味。肝气虚，则思酸食①，又不能多者，脾气虚不能运也。

六味地黄丸，肾虚火动药也。牡丹皮凉心火，山茱萸敛肝火，泽泻利肾经之火从前阴而出。若火不甚炽者，只用山药、茯苓、熟地，单滋肾水而补脾阴也。

附子面煨，则走而不守，其势上行，可以壮阳于表；童便制，则守而不走，其势下行，可以回阳于里。其雄猛之气，用之得当，自成大将之才。若用寒药多方监制，是制缚之也。用之而又畏之，安能尽其才。

益智，气味辛温，脾、肺、肾三经药也。若专用温肾，须用山药补住脾气，然后不得上行，而成补肾之功。

木香破上焦之气而能下达，砂仁醒脾气而能上升。肺气凝滞，用白蔻②仁温之、开之，然后肺气下行，阳气得以上达。

一人病，左胁痛，后传之右，当不起。肝有七叶，左三右四。其治在左，其脏在右，痛传于右，邪入脏矣，后果死。

久病形瘦，若长肌肉，须从内眦眼下胞长起。盖此处属阳明胃，胃主肌肉故也。

发脱落，东垣用黄芪建中汤者，是阳气不至于巅。黄

---

① 肝气虚则思酸食：翰文斋本作"脾气虚，则思甘"。
② 蔻：原作"豆"，据翰文斋本改。

芪建中汤，阳生阴长也。

缪刺者，三棱针刺其络以出血；巨刺者，刺其经以通气。

《本草》云：白术、条芩，安胎之圣药也。盖胎以血为养，血热则妄行，凉则凝聚。黄芩苦寒，凉血故也。用白术者，使其补脾以统血也；且胎系于肾，白术补脾，土能生金，金能生水，有子母相生之道。复用芍药之酸以敛之，甘草以和之。数味皆安胎之要药也，然其性皆壅滞。盖气行则生血，气滞则成火，故用砂仁使诸药流通而不滞，且以醒脾也。又用紫苏开豁肺气，使气下行生血，而不留滞于胸膈。若觉胎气下坠，用川芎以行之；下焦火热，用熟地以凉之。腰痛用杜仲，倦怠用人参。胎前调理大率如此。

肾不纳气者，肾虚而气不归也，亦有气上逆而不归者。补中益气汤加黄柏，亦肾纳气之法，欲上下相停而无偏胜也。

仲景云：阳脉涩，阴脉弦，法当腹中急痛①。尺为阴，寸为阳。阴脉弦者，水挟木势而侮土也；阳脉涩者，阴寒格阳，气分有伏火也。火郁于上，水盛于下。腹中急痛，建中汤。芍药和中；肉桂退寒水而除阴脉之弦；姜枣辛甘，行阳气而除阳脉之涩。

---

① 阳脉涩……腹中急痛：语见《伤寒论·辨太阳病脉证并治中》。

腹中寒痛，建中汤；热痛，黄芩芍药汤。

舌根强硬，舌为心之苗，心火盛故也。

清阳下陷，阴火上升，则为气逆。浊气凝滞，则为痰厥。所谓脾气下溜，乘于肾肝，而成痰厥，气逆之渐也。

两尺无脉，是浊阴在上，痰凝气闭，肺不下降，金不能生水，而成痰厥。《经》云：上部有脉，下部无脉，其人当吐①。盖浊痰涌出，上焦空虚，肺气下降于肾，少阳上升于巅，吐中便有生发之意。

远志、茯神，开胸膈而使火下降。

脾气上行，则为阳气；下行，则为邪气。

小腹痛，肾肝之部虚寒，阴胜也；大腹痛，脾胃之部食气停痰也。脐右为肺，左为肝，上为心，下为肾，中为脾。诸作痛者，皆中气不足，阳气不通所致。

补中益气汤，若欲下达，去升麻、柴胡，加杜仲、牛膝。

凡两尺、寸脉大，此气不下达，用补中益气汤二三贴，清气既升，浊气自降。

三因七气汤，用紫苏下达，半夏去痰，茯苓去湿热，厚朴宽胸膈。凡三因七气之类，皆可服也。

茯苓补心汤，独以茯苓为名者。盖脾郁湿热，子令母实，心火盛而血枯，心无所养。茯苓利去湿热，则心火退

---

① 上部有脉……当吐：语见《难经·第十四难》。

而神安矣，此所以名补心也。

先疟疾后变中满者，是药伤中气，邪从半表而入里也。调理得法，腹胀消。寒热复作者，中气既旺，邪无所容，复从里而散于表也。

用药之妙，须从虚处着力，一落在实处，再难长进。头痛医头，此医家之大忌。

一病，两尺脉沉微，脾胃脉弱，肺部按之中沉涩不利。此火不能生土，寒在下焦，痰在上焦，必转咳嗽，然后阳气升发，方为好兆。

嗽痰气喘，皆中气不足，虚火上攻故也。

参苓白术散中，药味皆滞而不活动，得木香、砂仁则诸药活动而不滞。

小儿睡不用枕，纯是阳气，胸膈无壅滞故也。古云：神仙枕三寸。若常人年大，清阳日衰，浊阴日盛，苟非高枕，则胸膈浊气不降，卧岂能安哉？

崩症多用醋炒荆芥，荆芥升阳，醋能收敛。

凡孕妇痢疾，里急后重，只宜苏梗、杏仁、枳壳，不宜槟榔。或中气不和，少加木香。

凡内伤病症多端，难以尽述者，五脏皆病也。五脏皆病，脾虚致然也。盖五脏皆禀气于脾，脾虚不能灌溉四旁，故各脏之病俱见。如民以食为天，五谷一荒，万民俱病。故救荒之策，发粟为先。而五脏俱病者，救脾为要。

《素问》：治热以寒，温而行之①。

丹溪治色白妇人恶寒，用八珍去芎加炒柏，治之愈剧，知其病热深，而无反佐之过也。仍取前药，熟炒与之而愈。此治热以寒，借火之力温而行之也。

东垣治热以寒、温而行之有三，皆因大热在身，止用黄芪、人参、甘草三味者，皆甘温之品，虽表里皆热，燥发于内，扪之肌热于外，能和之，汗自出而解矣。此温能除大热，至理一也。热极生风，乃左迁入地，补母以虚其子，使天道右迁顺行，诸病得天令行而必愈，二也。况大热在上，其大寒必伏于内，温能退寒以助地气。地气者，在人乃胃气，使其生气旺，三也。

《素问》：治寒以热，凉而行之②。

仲景治少阴病，下利，脉微者，与白通汤。利不止，厥逆无脉，干呕烦热，白通加猪胆汁汤主之。此治寒以热，借猪胆之凉而行之也。

东垣治寒以热，凉而行之。北方之人，为大寒所伤，其足肿，肿乃寒胜，则浮理之常也。若火灸、汤浴，必脱毛见骨，须先以新汲水浴之，则移时完复矣。更有大寒冻其面或耳，若见火汤，必脱皮成疮，须先以凉处浴之，少时以温手熨烙，必能完复。此凉而行之，除其大寒，一也。大寒之气必令母实，乃地道左迁入肺，逆行于天，以

---

① 治热……温而行之：语见《素问·五常政大论》。
② 治寒……凉而行之：语见《素问·五常政大论》。

凉药投之，使天道右迁而顺天令，诸病得天令行而必愈，二也。况大寒在外，其大热伏于地下者，乃三焦胞络、天真之气所居之根蒂也，热伏于中，元气必伤，在人之身乃胃也，以凉药和之，则元气充盛而不伤，三也。

常看古方，用水一盏，煎四五分，素以为可笑，今思之，甚有理，此乃治脉虚、形虚、病虚之剂法也。譬如小草树，欲用粪土培植其根，须少用则枝叶茂而渐长，多则枝叶萎黄，过于壮也。古人有用人参一两，用药几斤作一大剂，亦是一法。譬如一人，素无疾病，偶有色欲，又兼大劳。适初患病，又遇克伐药一两贴，便神脱气衰，疲困痿顿。庸工不知，以为难疗。殊不知血脉未伤，郭廓①未败，乃暴伤元气，宜用大剂，顿使元气充周于身而病愈。岂与久受克伐，形气血脉消息者比。设此二喻以俟知者。

东垣言补肾不若补脾，论水乃生木而言。俗见江河塘海场，未见生木。木赖土生，土先克水中少阳木也，滋生元气，则木有生生之意②。

---

① 郭（fú 浮）廓：屏障。
② 生生之意：翰文斋本其后有"《内经》曰：形不足者，温之以气"等85字。

卷之^①二

内伤杂语

补中益气汤，所谓中者即中气，当脐中之空处也。脾气在中气之内，与中气相为依倚，非即中气也。中气以空为贵，其所以能空者，以脾气能转运，阳气上升，而后中能空也。若脾气下陷，填实中处，空者已窒，病由此生。脾之所以能升者，必饥饱寒热，无伤于胃，胃气生发，使脾有所禀。又必思虑劳役无伤于脾，而后脾能散精，上输于心，心输于肺，肺输于皮毛，轻清者入经络而为荣，慓悍者入皮肤而为卫。脾既上升，其雾露之气熏蒸于肺，下行而成津液。肺复行降下之令，入心、入脾、入肝为血，入肾为精，自入为液。其浊者入于脐之幽门，入于小肠会于阑门，糟粕出于广肠，津液泄于膀胱，此正所谓清升浊降，生生不息。倘或饮食伤胃，脾无所禀；劳役伤脾，不能转运。脾胃之气下流乘肾，则土克水，水枯不能制火，命门之火旺矣。命门与心胞络一脉相通，故心火亦旺，胸膈间无非阴火之炽。火乘土位，则土燥金无所养，火又从而克之，以故气高而喘，阴浊之气填实于肺，肺气为之不

---

① 之：原无，据全书体例补。

利也。身盛而烦者，火盛血干，神无以养，故燥而乱也。是肺之气已绝于上，以故或似伤风，或似伤寒，皆阳气不足故也。若认为外感，下之则阳气愈陷，肺气愈亏，轻者变重，重者即死，可胜道哉。唯东垣先生揭内外伤辨曰：外伤者是为有余，有余者宜泻；内伤者是为不足，不足者宜补。治用补中益气汤。药用参、芪、甘草之甘温，足以温中补元气；白术苦甘，甘能补脾，苦能泻火；用当归者，因阳明化燥火，津液不停胃中，以致血枯，当归以养血润燥。五者皆所以补中也。中气既补，而陈皮开胃中之滞，使升麻得以升阳明之阳，从右而上；柴胡生少阳之阳，从左而上，且引黄芪达表，人参补肺①，甘草泻心。清气既升，浊气自降，此补中益气汤之所由设也。

凡左脉沉细而涩，右脉浮大而数。左为气中之血虚，阳气下陷，阳不能生阴，故血枯而脉细涩也。右脉浮大为虚，盖饮食伤胃，劳役伤脾，脾无转运，胃不生发，是为土虚，土不能生金，肺气亦虚，故脉见浮大。

凡得劳心、嗜欲、七情、饮食、纵酒、饥饱过度，初虽不觉，久则成患，以致身热头痛，恶寒潮热，症类伤寒。庸医不明，妄投麻黄发散等药大发其汗。见热未退又以泻火，凉药燥其真阴，陷其清气，使浊气上升，食下腹满。又大下之，中气愈亏，以致汗多亡阳，下多亡阴，伤

---

① 肺：翰文斋本作"脾"。

之又伤。正所谓实实虚虚，损不足，益有余，如此死者，医杀之耳。

伤寒发表，汗透而愈。内伤寒热，间作不齐，发热而微汗至颈而还，口不知谷味，日日如此，或兼泄泻似疟者，名曰内伤。杂病多端，汗而又热，热而又汗，用补中益气汤加羌活；泄泻而热不退，补中加附子；头痛甚，加蔓荆子、川芎。盖此病里虚不足，反用汗下，不死而何？若治内伤，药非数剂可愈。

外感，但有汗便愈。内伤，一日一次状如疟疾，用补中一二剂小愈。半月、十日但宜保养，有食、色、劳三复，照法加减治之。其症必腹中不和，口不知谷味，或汗出如水，汗尽而热，热尽而汗，症无休息，头空痛之极，大小便不利，又兼内胀，此是干涸之象或腹不和。服补中三服，或五七剂不愈，谨防变痨，虽不死，三五月方可。

内伤寒热，汗间作，气血两虚。一怕头疼甚，二怕二便闭，三怕绝谷泻痢，谓之三脏结，不治。补中服六七贴不愈者，虚损宜用保元加归、芍。发热恶寒甚，加肉桂、附子，甘温除大热，理必然也。泻，去当归。烦躁口干，津不到咽，非渴，切忌白虎，宜灯心、淡竹叶、麦冬；不眠加酸枣仁，或加人参，煎清汤冷定，调益元散。倘病明知阳虚热极而自汗解，汗后又热，汗出如水，阳被汗散，发泄在外而不归本，加浮麦、牡蛎粉，或棉子仁炒焦煎汤饮。心神不安加安神丸，夜服。又不愈，乃下虚不能奉上，虚阳上攻，必须下达，前方加木瓜，使阳气复内。小便不利加牛膝。大便不利加麻仁，虽危可救。泄泻脉大，补中汤、保元汤加附子、白术。或脉中细数无力，又无至数，泄泻气促难治，宜缓候，待气血将转，随其症而治之。

凡中气实则空，空则上通下达；中气虚则实，实则痰凝气滞。

凡补中汤，用生姜发表之表，煨生姜发里之表。

凡补中汤，人参补肺，白术补脾，当归入肝，余不过佐使而已。若阳不足者补之以气，汤内用人参、白术味重者，引入阴分，而气后至者成功。当归辛散，白术走气，不宜多用。阴不足者补之以味，汤内用当归、白术气厚者，引入阳分，而味后至者成功。

方有用气留味者，有用味留气者，如补中汤用入阳分以补气，黄芪、升麻、柴胡、陈皮俱是气药，多于四味，味先而气后，后至成功是谓用气留味；用入阴分以补血，人参、白术、当归、甘草俱是味厚，多于四味，气先而味后，后至成功是谓留气用味。余诸方不过仿似而已。

凡用补中益气汤，内伤至要之药也。三四贴后，或中气虚寒，觉腹中痛，理中汤；中气不调，郁郁不疏，或微胀气滞，调中益气汤；心神不安，恍惚汗出，归脾汤。此内伤调理必用之药也。上焦两胁有病，俱是风热郁火，必加疏风散火之药。唯中焦、下焦有病，干姜、肉桂可重用。

凡用补中汤病热已退，柴胡、升麻不必加入。若大便结燥，小便不利，或平常见此症，此清气下陷，补中虽数帖无妨。人参少用，黄芪、当归、白术各一钱，服二三贴，病将退，饮食能进，再用前方加白术。如热甚不去者，甘草少故也。

如用补中汤，汗少，肺气不开，重用黄芪；汗多，里气不守，重用人参；热不退，重用甘草。脐以下无汗，加黄柏三分；浑身拘急作胀系风寒，羌活、防风宜加；不拘急但作胀，宜加附子。

大便欲去不去，或着而不出，气虚，了而不了，血虚，俱宜补中。里急后重，初起皆属于热，日久作虚治之，补中汤可用。

凡有内伤症候，身热口渴，用补中汤加干葛三四钱。无口干等症，但身热不退，补中加附子。若身热口干不渴，见白虎汤则死，黄芪当归汤则生。或饮冷水而致胁下痛者，用干姜、肉桂，但温而不散，用补中加附子，其痛即止。

凡内伤表里不清，俱宜补中益气汤；病久不愈，俱宜八珍。附子必大热可用，干姜、肉桂必大寒可用。血凝气滞，表上干热，升阳散火汤；调理无过，参苓白术散、八珍汤。补中汤加附子合和中散，内伤尽矣；八珍加黄芪、肉桂合二陈汤，脾胃尽矣。

内伤中虚表热，或潮热自汗，莫离补中正方。表热加羌活、防风；腹中满，附子和中，青皮、神曲之类；调理，八珍；气血俱虚，十全大补汤；阴虚火动，脉洪大而不作泄，六味地黄汤加人参；恶寒，八味丸；腹痛，理中丸。倘病颠倒难明，必从脾胃调理。

但内伤症，见大便闭者，补中汤加苏梗、杏仁各一钱，小便不利加牛膝，汗多加白芍减升麻，口干加葛根、五味，无汗加升麻。或久病而热不退者，气短促用保元加桂、附，烦躁加归、芍、麦冬、五味。凡此症愈后，不过调理脾胃为主。脉大，若大便闭结，一热一汗而日日不退者，六味地黄汤加肉桂、麻仁，大饮有效。但见大便闭结甚，则用蜜一杯加硝三钱，汤调服，后调理莫过参苓白术散。

内伤无燥粪，不思大便，切不可下，用补中益气汤。即七八日，不求食，不腹满，亦常事耳。

内伤用补中益气汤，三五贴而汗不至足者难治。或五贴后，遍身疼痛者亦难治。慎柔云：或十五六贴，或二十贴方得汗。

内伤久而不愈，潮热、微汗、咳嗽、不思饮食，用补中益气汤加干姜、五味，其病自愈，不必理痰治嗽。正气足，病自除，何痰之有？

凡见潮热是气血两虚，补中益气汤内黄芪一钱，白术一钱，人参五分，渴加参一钱。如热难退，甘草生熟重用之。初发时炙草重用，当归宜少用，发散风热药一味不可用。调理，八珍汤、十全大补汤，或汤或丸、散服之。

凡病潮热、自汗、泄泻咸具，三五贴不愈，脉缓无害，紧细数者不治。

凡用补中益气汤，下身痿软及虚弱者不可用①。

凡内伤复感寒，不可骤用补气汤。先以八珍去熟地，或去人参、白术，加羌活、防风，见症加减。候病少愈，以益气汤调理。

诸病，或一七、二七无汗，身热往来，或自汗不思饮食，系正气不足，宜补中益气汤和之。已汗而热不退者亦宜。无汗加羌活、防风，三五贴汗出而愈。胸中满闷加苏梗、杏仁，若大便闭，八九日一解，更加之，大效。饮食难进，噤口，郁火宜发之，归芎汤加苏梗、杏仁，痢亦宜之。

不拘诸病，但见潮热便是补中，正气复，诸病皆退，汗至而愈。

久病潮热不退，初病可用补中益气汤，三月后补中不可用，用熟地则肾气纳而潮热退。纳气之法，有用和法而令气纳者，甘草一钱五分和之，陈皮一钱五分利之，益智仁一钱温肾，此和而纳之。有用温而令气纳者，八味地黄丸是也。肝之脾胃虚，气不归肾，八味地黄丸去附子是

---

① 不可用：翰文斋本其后有小字"以其升提也"。

也，此温而纳之。有用凉而令气纳者，黄连五钱、生姜一两同捣烂，研末服之。肺之脾胃虚，气不归肾，用生地一两、生姜七钱，同捣烂服之。如补中益气汤、保元汤、归脾汤，用木香加入同煎，令其香味浸入，则能助参、芪成功，是谓辅正去邪；四君子汤、十全大补汤，用木香但磨而不入药煎，令其气不散，则能行参、芪之滞，是谓去邪从正。

用补中益气，小便不利加牛膝；用六味地黄丸，小便不利加车前子。

四君子汤用木香，以滞气在胸中故也；四物汤用沉香，以动气在脐下故也。气虚不用木香加黄芪，血虚不用沉香加肉桂。

凡用参苓白术散遇肿胀，全方内甘草只用三钱。

凡表虚多用黄芪，里虚多用人参。上焦血虚多用当归，肉桂亦多用，白术少用；中焦白术多用，血燥与当归并用；下焦熟地三分、肉桂二分，涌泉火起加黄柏一分。

用补中益气汤，必用归脾汤引血归经；用归脾汤，必用参苓白术散使气下达；用十全大补汤，必用虎潜丸纳气归肾。

服温补药调理，莫过参苓白术散；服大热药调理，莫过八珍汤。

如脉俱浮大，浑身作胀者，十全大补汤加羌活、防风。倘自汗作胀，表虚极也，补中益气汤加附子。大便泄泻，补中汤不宜用，保元汤加白术、干姜。若遇无药处，用红米、黑豆二味炒熟，煎汤服之亦效。

凡内伤症候，日久不愈，浑身热甚，大便结燥，脉洪大而有力，宜用熟地一钱，山茱萸五分，泽泻五分，丹皮五分，白茯苓五分，山药一钱，肉桂三分。小便不利加牛膝五分。三贴而愈。

凡内伤身热自汗，俱属血虚。若脉浮大无力，作阴虚治之，必不效。脉浮大有力者，六味地黄丸加人参，或作汤剂服之。

一内伤病，左尺有力系虚火动，方用人参四两，黄芪四两，甘草一两，生地一两。或者以为血虚，加当归数分，遂致作泻。盖重用参、芪、草大补肺气，金旺自能生水，单用生地滋阴降火，且引肺气直达于肾也。若当归，味辛，辛走气，肺气开散，大肠所以作泻也。

凡内伤初起，宜八珍汤去熟地，加陈皮、半夏，寒热头痛加羌活、防风，胸膈不宽加前胡、桔梗、干葛、紫苏。见症之轻重，时令之寒温用之。三日后，病仍不退者，就宜用补中益气汤。

凡内伤症候，表症已解而湿热留于上焦者，于调理元气内加茯苓、半夏，清痰利湿。留于中焦者，于调理脾胃内，参苓白术散加木香、砂仁，导湿实脾。

凡内伤，用人参、白术、黄芪，又加升麻、柴胡而热可退，热甚加附子，瑞章曰：此阳外越而内寒。有寒加肉桂。
用白术、干姜、附子治里虚，必用茯苓利其湿热。

凡内伤似疟非疟，日久不愈，久痢中气虚弱，用干姜、附子、白术等药，虽十贴无效，必中气足而后病邪不复。若因得效而药遂已者，病必再发。

凡内伤胁痛不止者，生香油一盏，生蜜一杯，和匀服，一二次即愈。

一内伤，服凉药过多，愈后愈发，血滞于胸，用藕汁一碗，麻油一杯，姜汁一杯，和匀顿服之，血从大便出，须臾吃粥而愈。调理须补中益气汤多服。

凡内伤调理脾胃，必用羌活散其肝邪，此为正治。

凡自汗，蒸蒸发热，似烦非烦，补中益气汤；似疟，补中汤加二陈。微寒微热，阴中之阳虚，宜补上焦，八珍汤加黄芪，如胸膈不宽加去痰药；自汗微热，阳中之阴虚，八珍汤加肉桂，如腹中痛加干姜、吴萸。

凡内伤蒸蒸发热，潮热，医治不得法者，尚可迁延。倘恶寒发热，气血两虚，作外感有余治之，其病速死。

内伤，身无大热，头不甚痛，胸膈饱闷，大便不通，庸医下之而闭，闭而复下，下而不愈，阳已将去。或遍身疼痛，自不能转动，腹胀内有积血，虽神气清爽，饮食可进，亦不能治。气虚作胀，脉虚，用补中益气汤加和中散。脉有力者不治。

凡有真内伤症，误用竹叶石膏汤须防失血，过二十一日必有反复；误用黄柏等药须防泄泻、呕吐，一二日必见。

内伤发热、头痛，六日后或泄泻、自汗至颈而还。此病不治，最怕胀硬身痛①。

---

① 身痛：翰文斋本其后有"针有八法，其用有二"等43字。

卷之三

医　案

风一条

查应希，七月内感风，至八月身热不退，泄泻，喘促，脉大而豁。此肺虚而内有伏水。用五苓散加人参二钱，干姜一钱，一服而痰泻退，仍有余热，再用四君加半夏、柴胡，姜枣煎服，愈。

暑三条

一女人六月中，昏睡，不言不动，两手脉上盛下沉，此是中热，身凉不欲近衣，凉在皮肤，热在内也。用益元散，冷水调饮四五碗，仍以凉物置胸前，后发战汗而愈。

一人七月间，清晨昏晕，一日不醒，人皆谓阴症，用附子理中汤、胡椒汤俱不愈。脉沉细带伏，小便二日不解，原有房事，热从虚入，阴气将绝，宜以水救之。用新汲水连饮三碗，不言至五碗，少睡又饮五七碗。大汗如雨，方知饥，食粥，后以补中益气汤加葛根、泽泻而愈。

一①妇夏月卒死而气不绝，遍体冷而无汗，六脉俱伏，

---

① 一：翰文斋本其后有"少"字。

三日不醒。诊之无脉，无脉即宜死，三日乃不死，此是伏脉，热极似水之症也。用青布湿水盖在身上，一时许身热，连灌水三五碗，反言渴甚，再灌碗许，大汗出而愈，以补中益气汤加黄柏，十数剂而安。

痢三条

一妇患痢甚重，诸医皆用清凉解毒，五六日后，汤水不进，口唇痛裂，浑身大热。此肾之脾胃虚也。上身热者，皆中气虚寒，肾气不能上升也。以补中益气汤去陈皮，加干姜、肉桂各一钱，附子钱半，人参三钱。一服觉喉中痛，少顷觉胸中痛，又觉小腹痛、肛门痛。连进二三服，胃气渐复，始进饮食，但痢大作，众用香连丸一服，便不能言语，速进保元汤加附子始苏，调理月余方愈。

一妇产后痢，误用克伐药，肛门痛如针刺，脉数无至数，产后得此脉甚危。用人参一钱，磨木香二分，参得香则能去滞气，而后人参成功，以补肺中元气，元气固而不下陷，则肛门之痛自除。又有木香行滞散痛，故一服即痛减。后以前药加和中散三分服之，是夜即睡。后用人参二钱，黄芪二钱，升麻、柴胡、甘草各五分，陈皮、木香各三分，渐愈。

一妇患痢，所服皆清凉、解毒、克伐之剂，以致脾胃虚弱，血无所统，日下数碗，遇有所触，其下益甚。欲补血，恐脾愈虚寒；欲引归经，然血去殆尽。治以阳生阴长之义，治以补中益气汤，养中气而安。

火症一条

一人体肥大，每日食鸡一只，善食，至下午呕吐清水，晚食肉一顿始安。诊之，寸脉大于尺脉者数倍，且沉涩。此阴盛隔阳，上焦火盛故能食；丹田虚寒，故呕吐。用生半夏一钱豁痰；沉香磨三分，炒黑山栀五分，使邪火从小肠而出；人参一钱，干姜一钱，附子三分。水煎服。

头痛二条

一人头痛引背，早微热，午作寒，右关尺微弱。此血中气滞。用人参、肉桂、当归、香附、陈皮各五分，乌药一分，紫苏叶三分，煎服愈。

一女人右半边头痛，发热，目痛，小便白浊，脐中水出，饮食减少。此脾阴不足也。用白术以苍术水炒二钱，人参七分，酒炒黄连、陈皮各五分，炙甘草三分，吴茱萸一分，姜水煎服愈。

痰二条

一富翁满口痰珠，至舌尖则成大泡，来至绵绵不绝。察其脉症，知其大热在胃，大寒在肺。先用参附汤一剂保定肺气，少顷以辰砂六一散泻其胃火而愈。

按：治是症时，药已屡投不应，值寒夜，先生拥炉火而坐，炉中偶以炊饼炙热，有童子误滴少水，其上遽发大泡，因悟病机，投以前药立愈。慎柔识。

一女病痰出盈盆不止，脉豁大无力。此内伤不足之症，脾虚不能统痰。乃用人参、附子各五钱，干姜、荜拨、枳壳、槟榔，二剂而愈。

心痛一条

一女人心口右边作痛，引背及两胁，询之，幼时为人当背一拳。此血凝气滞也。以灵脂、蒲黄半生半炒各五钱，乳香、没药炙去油、当归各一两，肉桂三钱，酒下二钱，服尽愈。

嗳气一条

一妇郁怒不发，久之噫声甚高，言谈不知终始，嘈杂易饥。经曰：心病为噫。此因忧郁于心胸也。用桃仁承气汤，下蓄血数升而安。经曰：血蓄在上则喜忘，在下则喜狂也。

咳逆二条

一人呃逆连声，脉来有力，因相争，肝木受邪。自思金能克木，用铁二斤烧红，水淬饮之即愈。

一妇患时疫，饮水过多，心下坚痞，咳逆倚息，短气不卧，汤药不下，诸药靡效。作停饮治之，进以五苓散而愈。

呕吐七条

一妇患呕吐，粒米不入六日矣，兼头眩，胸膈如束而不舒。诊其脉，沉弦而驶，且无力。此属气虚夹痰郁。以人参三钱，陈皮、川归各一钱，乌药用人乳炒，加竹沥、姜汁，十剂而愈。

一妇自丹田冲上，遂吐清水。盖火气上逆，由丹田虚寒故也。用白术二两，白豆蔻五钱为末，早晚以滚汤调下。盖白术补脾，豆蔻温肺，此药服之，则金水相生，其病渐愈。倘在男子，纯阴无阳，则为不治之疾。

一妇呕吐，诸药罔效。用沉香、乌药等分，人参、甘草减半，姜一块，淡盐蘸药擦牙根，津液咽下后腹痛如刀刺，下痰碗许而愈。

一人饮食如常，每遇子时吐，大便秘结。其人必有苦虑忧思，脾气郁结，幽门不通，宜扶脾通窍为主。用人参、白术以苍术汁拌炒、茯苓各一钱，炙甘草五分，附子煮乌药三分，姜水煎服愈。

一人吃粥饭即吐，饮酒则不吐。此瘀血凝积也。盖酒性大热，力能化血，故通关直下，非若饮食之有形阻碍也。用辛热末药①四两，服至春暖，凝血化解，后吐血而安。

一妇产后伤食，致胃虚不纳谷，四十余日矣。闻谷气则恶心而呕，闻药气亦呕，求治。吾师恳辞曰：药不入，无法以治。其家愈求不已，遂用人参、茯苓、白术各一分，甘草二分，陈皮、藿香、砂仁各五分，神曲一钱，十年以上陈仓米一合，顺流水二大盏煎沸，泡伏龙肝研细，

———

① 末药：即没药。

搅浑，放澄清，取一盏，加姜枣煎服，数服愈。

一病呕吐清水，从小腹起出自口者。用半夏五钱，生姜煮熟，去皮心，丁香二钱，三①味研末，临发时白滚汤调服愈。

身重二条

一女人素忧郁，身体虽肥而四肢无力，浑身骨痛，颈有痰核。盖思则气结，渐生痰，不生血故也。用半夏、当归各一钱，白术、羌活各五分，肉桂三分，姜水煎服。

一妇人忽四肢不举，卧床不起，头不能抬，然饮食如故。此痰碍经络，气不得升降故也。宜温胃气，用红曲二两，半夏一两，同煮透，捣成饼，晒干，入姜汁一杯，蜜一杯，时时服之，即愈。

痿症五条

一妇患伤风后，恶寒，自汗不收，约半年。虽夏不去被，手足皆用绵包裹，不敢出被。服附子二十枚，人参二斤，用保元汤加熟附子，不效。此中焦气不归肾，宜四君子加干姜、肉桂、白芍、五味子各一钱，服三贴效，十贴全愈。

一妇外身凉，自言内热，水泻二月，日有四五次。言上体热极，下体冻死，腰足俱冷，腹痛如水，或一时发热，则不肯近衣，或一时怕寒，面目红肿，脉数洪大，喜

---

① 三：原作"二"，据翰文斋本改。

暖喜补，常用火烘面。此伏火也，非寒也，热极似水也。用升麻、干葛、柴胡、防风、苍术、木贼、生地、黄芩、黄柏、栀子、当归、赤芍、川芎、甘草、生姜，两服诸痛皆退。后转昼重，用黄芪建中汤加附子，一剂而愈。

一人眼痛头眩，常望后倒，泄泻三月，上身作痛作胀，腰腹足膝皆日发四五次，夜发二三次，里急后重，理脾补中皆不效。作久病气血两虚，用黄芪建中汤加人参，二①贴而安。

一人左手足俱强而不能轻举，日服人参药不效。曰：不先鼓其气以动其痰，即用人参，亦作痰耳。用温肺汤一服，即能行动，后以十全大补汤加减，俟发寒热如疟始愈。后果然。

一人暑湿浸入下体，致踝以下，足痿软无力。此肾气虚寒，火炎上故也，宜补脾、温肺、燥湿。用人参、白术、茯苓、益智、归尾、芡实、苡仁各一钱，甘草、防己、肉桂各五分，空心服。更以白术八两，茯苓六两，元米半升，猪肚内缝，煮熟，捣研，晒干，入沉香二钱，米糊丸，每服六七十丸。

消症三条

一人患中消，屡食而饥，饮而渴，服黄连等药不效。以山药、当归、茯苓、陈皮、薏苡仁、甘草，专补脾阴不

---

① 二：翰文斋本作"三"。

足，上消加麦冬、五味子，下消加黄柏、知母而愈。

脾阴不足，在上则眼目不明，在下则懊恢不宁。上宜人参、麦冬、甘草，有汗加黄芪；下宜用人参、山药、莲子、白芍、甘草。凡补脾阴不足，嘈杂易饥，山药多用；火旺，甘草多用；便燥，当归多用；心不宁，莲子、薏苡仁多用。

一人患中消，善食而饥。用黄连入猪肚内煮食之，又以白术四两，黄连四钱，神曲糊丸，津咽三四十丸，临卧服而愈。

一人心思过度，日饮茶十数盏，精神困倦，怠惰有嗜卧。此心火乘脾，胃燥而肾无所救，故饮茶不已，名曰肾消。用黄芪蜜炙五分，五味子三分，生地五分，人参一钱，麦冬一钱，当归一钱，水煎服数十剂。

积块二条

一妇右脐旁有一块，作痛不止，移动不定，大便不通，诸药罔效。左寸尺缓而微有力，关脉沉细；右寸尺似大，关脉沉细无力。此肝心与脾俱弱，木无生发之气，又肾不纳气归源，不可攻痞。用熟地、山药、茯苓各七分，当归一钱，小茴香、人参各五分，沉香磨二分，服渐愈。

一人右胁有块，右关脉豁大。用乌药一两，附子五钱，同煮透，将乌药以酒磨服，俟积行动，以补中益气汤，加附子服而愈。

虚损十二条

一人平素劳碌恼怒，常患遍身筋抽痛，或时小腹痛，转潮热二三月。察其脉，六部俱微、短、数，两尺脉俱微短。此肺虚而肾水将竭故也。宜保肺生肾，凉血退火。用人参四两，黄芪四两，炙甘草一两，生地二两。先用水三大碗煎至一碗，又用水二碗煎大半碗，又用水一碗煎半碗，去渣，熬膏，白糖收贮，每清晨噙化。

一人脉左寸弦，按之洪大有力，关大，按下无力；右寸无力，脾脉细数，尺部三焦浮大，肾脉不起，且平时先按三焦脉，则脾脉洪大。此三焦火起，脾有湿热，心包络少血，胆气外泄而寒。用归脾汤则胆气敛，而三焦之火不起；用参苓白术散，则补脾利湿而细数可去矣。

一人因劳碌费心，饮食不节，致当脐而痛，痛则大便去溏泄，或午前泻，或午后泻。此脾土虚，肾水犯上，寒在肾故也。宜温肾，则肾水不致泛上。升动胃气，则脾土旺而痛自不作，泻从何来？人参、白芷各五钱，五味、干姜、鹿茸各一两，糯米糊丸，空心白滚汤送下愈。

应枢左手沉细，右手细数，乃元气不足，倘转浮大，阴虚火动，宜补脾阴之不足。人参、白术、茯神、甘草、山药、黄芪、当归各等分①，莲肉、元眼肉七个，水煎服，三十余帖愈。

---

① 各等分：原无，据翰文斋本补。

一妇患一火症，降火之药太甚，后胸前热燥甚，时时打扇。脉之，或时调，或时涩。此郁火宜发，见汗则愈。用保元汤加麦、味、紫苏，加生姜五片，水煎热服，稍可用保元合升麻葛根汤服之。得汗后，补中加附子愈。

又，内子①发热食减。诊左三脉，洪数，按则虚，脾脉紧数。女得男脉为有余，举有按虚，热在表也。脾脉紧数，中气不足。先用补中益气汤，次以十全大补汤愈。

一人右胁痛引背，口干舌燥，上身发热，腰已下俱冷，右手关尺不起。此血虚气无所附。宜用温药行动其气，使气有所归，水升火自降矣。用干姜、肉桂各五分，当归八分，吴茱萸半分，盐水煮煎服。上身热退，下体温暖，阳气渐回，但食难消化，此元气未复耳。理脾胃为主，养血次之，胃气一转，诸病自愈。用参、苓、归、术各一钱，姜、桂各五分，炒神曲六分，陈皮四分，炙甘草二分，渐愈。

一妇人面上一热，即遍身燥热，而汗随之，日夜六七次，百治不愈。细思之，经曰：面热者是阳明病②。此脾阴不足而胃有余也。以山药为君，归、芍、地黄为臣，以补脾阴不足，用石膏、生甘草以泻胃火，黄芪、麦冬、五味以固腠理，加竹叶以去烦热，二剂而愈。

一妇人身大热，两眼火出，舌干口燥，手按地，脚入

① 内子：即妻子。
② 面热者是阳明病：语出《灵枢·邪气脏腑病形》。

水盘中，亲疏不避，服黄连解毒汤一二剂愈甚。察其脉，豁大而无力，知其病在心之脾胃虚也，且有淫行，心气耗散，必非凉药所能愈。遂用白术一钱，干姜一两炒黑，人参三钱。其不用甘草者，生则恐泻心气，炙则恐缓中，而脾胃中火邪不得出也。三味煎服，不逾时，引被自盖，战汗出而愈。

宜兴汤拙斋夫人，先因惊起，调理少愈，生一子。在辛丑年后复受惊，仍前跌倒，胎至七月遂堕。壬辰年从京回，途中辛苦又惊，前病复发，头脑痛如针刺，从背至肩膊皆痛，且睡卧不安。一医作风痰治，增胸满、耳聋、眼涩。又易医以凉药清之，且泄泻、恶心、终夜不睡、少食。诊其脉，六部俱浮数有力，左关微细，右寸不起。思之，浮数有力，表实火郁，宜发；按至中之下遂不见，宜补阳中之阴；微细，胃无生发之意，肺受气于脾；隐而不见，肺无所禀受。不睡易惊，心火乘脾，胃气上逆。此必劳役伤脾，思虑伤心，脾胃亏损，中气虚寒，所谓君不得令相火妄动者非欤？按法宜用补中益气加附子、六味地黄丸，但阳气陷下已久，况所用药非寒凉即辛散，是阳气亏而又亏者也，骤用参、芪，则阴火焰焰之势不可当。先用清上补下之剂，待水升火降，然后依法调治。六味加黑干姜四分，紫苏五分，干葛七分，赤芍四分，甘草五分，细辛一分，吴萸七粒，姜水煎服十余剂，病减十之六七。但恶心、劳碌不得改，用六君加减全愈。

一男子年五十，色欲过度，咳嗽吐血，脉虚而无力。医以贝母等药清肺，六味丸加紫河车补肾，遂致肌肤消瘦。又一医以河车、人参、天麦、门冬熬膏，日饮三五大杯，后以参、芪带消痰行气药服之，病虽少愈，而喘满不能行动，但饮食不减。至春咳嗽又甚，知其肾之脾胃虚也。谓从后来者为虚邪，湿热在肺胃之间，久久不治必变中满，宜保定肺气，使母令子实。用人参二钱，白芍一钱，五味子三分，干姜炒七分，肉桂五分，炙甘草五分。水煎热服，呷一口，少顷又进一口，庶药不至下行，服三十帖全愈。

一人素泄泻，诊之心脉微洪，肾肝脉俱虚。单治泄泻，恐有土克水之患。用白芷三钱升动胃气，五味子五钱，人参五钱，补肺而生肾水也。白术三两，山药三两，甘草七钱，莲肉一两，白芍一两五钱，脾土健，泄泻止，而水土平矣。共为末，糊丸，每服五十丸，米汤下，愈。

咳嗽七条

一人患内伤，出血盈盆，用知、柏寒凉滋阴降火。数月后致咳嗽，痰甚声哑，形容消瘦，脉轻按有力，重按无力而短涩。此乃肺气亏损，阳气消铄，极危症也。法宜补脾益肺，令土旺生金，金生水。用人参、甘草、五味子各一两，茯苓二两，生姜一两，半夏三钱，熬膏，白糖收之，时时噙之而愈。

一人咳嗽，肺脉大，二尺细数。用人参、黄芪各四两，生地一两，甘草三钱，服渐愈。

一人久嗽三年，诸药罔效。用补中益气汤加附子七帖，遂久不发。

一人每日早晨喘极自汗，系中气不足。以补中益气汤加附子，五剂而愈。

一人患痢半年后，发喘声哑，口中臭甚，头汗如雨，嗽声不出。医作痰火治，久而不效，是久病无阳，皆因脾虚生痰，不能统耳。用白术四两，茯苓二两，制半夏七钱，甘草五钱，姜汁二杯，熬膏，以白糖二两收之，噙至半月余，诸病减半，一月全愈。可见诸病贵调理脾胃也。

一孕妇痰喘。用生半夏一钱五分，五味子三分，麻黄二分，先将水煎滚，后入药煎，不令太熟，热服，其喘即止。

五姐，年六十余，素忧郁劳碌，患自汗，寒热，咳嗽，痰重，胁痛、背痛、腰痛，口淡无味，脉右浮大，左沉细。此肺之脾胃虚也。宜补脾益肺，则肝木平而风邪自散。用人参一钱，白芍、半夏各一钱，肉桂二分，五味五分，炙草五钱，姜三片，水煎乘热服。二帖后，用四君子加半夏姜汁炒一钱，五味二分，白芍一钱，杏仁五分，百合一钱，渐愈。

吐血五条

一人久痔后，咳嗽连声不绝，吐血、泄泻、潮热，不思饮食，脉数无力。用保元汤四五服，虽效而咳嗽不止，用补中益气汤加附子，服十数帖而痊。

一人吐痰带血，微热不食，后加腹痛，痰稠臭不可闻，脉微数无力。用四君子加陈皮、当归、干姜各一钱，附子二钱，煎服愈。痰之本在肾，不有脾虚痰从何来？

一妇因色欲过度，患咳嗽，吐血，脉虚无力，喘满不能行动，至春咳嗽愈甚。此肾之脾胃虚也，从后来者为虚邪，湿热在脾肺之中，不治必变中满。宜保定肺气，使母令子实，病自愈矣。用人参二钱，白芍一钱，干姜微炒七分，肉桂、甘草各五分，五味子三分。热服，饮一口，少顷又进一口，使药不至下行，服十数帖而愈。

一士人吐血不止，众治罔效。曰：此有血条如指大在咽膈间，故血吐不止。用四物倍丹皮，肉桂用八钱，水煎服下，即吐血条长尺许而愈。

一人咳嗽吐血，日有碗余，众治不效。用血导血归法而血止。以八物汤加炒黑干姜、五味子，十数剂而咳嗽亦安。

肿胀九条

一妇吐血后身悉浮肿，发热腹大，不思饮食，似疟，便泄，诸药不效。作脾虚阳陷于阴而不发越。用四君子汤加羌活、防风、当归、生姜，三帖而愈。

一人大便燥结，腹大，肿胀，小便赤涩，口微渴。用山茱萸、山药、丹皮各七分，泽泻二钱，茯苓八分，熟地钱半，车前子、牛膝各一钱，十帖而愈。

一少年中气不足，已成中满，六脉沉细而数。用人参、黄芪米泔水炒五分，炙甘草三分，苍术八分，升、柴各三分，橘红、木香各五分。有痰加半夏，腹痛加吴茱萸半分，小便不利加牛膝一钱，肿加薏仁一钱，腹痛合和中散，渐愈。

一妇四季发喘，喜饮冷水，遍体作胀，胸中饱闷，大便燥结，二年后求治。曰：此非肺实，乃肺虚也。用四君子加半夏、五味子、芍药、杏仁、干姜、麻黄、枳壳，一服而愈。后复发，亦治以前药而安。

一人病后腹胀，大便燥结，用八味地黄丸加当归、牛膝，煎服而愈。

一妇生二胎不育后，身微肿，饮食不思，月月下红水，大小腹痛作胀。用大补气血兼行气不效，后用平胃散加朴硝、枳壳、当归，二服下血块一桶，后大补气血。一月后，红白血水间下不止，复用四君子三贴及参苓白术散而安，此是脾虚不能统也。然此本是血症，用药不效，一用脾胃药即愈，可见诸病断不可忘脾胃。

一妇患中满，服利小水消导之药过多，其胀益甚。用人参一钱，苍术、白术各五分，茯苓一钱，陈皮五分，苡仁一钱，益智三分，吴茱萸一分，服愈。

一人腹胀满，服补中、六君，其胀减十之六七，后误服打积丸，遂致饮食大减，肿胀复甚，脉细数。时当木旺，不可治，遂以补中益气汤加干姜、肉桂各五分，附子七分，吴萸一分，姜水煎服，渐愈。

一人患单腹胀，调治将愈，后因恼怒复胀，口干，身热，食减，膻中近右痛，按之则止。用人参、炮姜、半夏各七分，白术煎苍术拌炒、茯苓各一钱，陈皮、神曲各五分，炙甘草、肉桂各二分，吴茱萸七厘，姜水煎，愈。

噎膈二条

一老人患膈气，饮食不下，大便干燥，六脉浮大而硬。用乌药四分，小茴香炒一钱，研末，肉汤调下二钱，饮食即进。三服后，用乌药三分，陈皮、苏梗、杏仁各五分，薏苡仁一钱半，煎服愈。

一中年妇人患梅核气，用二陈汤加川芎、当归、山栀、黄连、枳实、乌药、瓜蒌霜、旋覆花、香附、桔梗，十数帖愈。

泄泻四条

一人脚膝常麻，饮食多即泄泻。此脾虚湿热下流也。用补中益气汤加防己、黄柏而愈。

一小儿痧后作泻二三年，体瘦，腹大，善食。此久泻伤肾，肾不纳气，肝木火起，脾无正火不杀谷，故作泻，瘦削成疳耳。用红曲丸加肉果三钱，服愈。

一人作泻或便脓血，后重。用温肺汤去五味子、细辛，加木香、黄连、当归。盖肺与大肠为表里，肺气闭塞不能下降，温之、开之，俾下达也。此邪在下焦，因其势而利导之。

一妇人有孕常作泻。久泻属肾。用白术四两煮熟，甘草一两炙，山药二两炒，杜仲姜汁炒、松花炒七钱，米糊丸服愈。

自汗三条

一人病，每夜头汗至胸而还。此阳不上升故也。地气上为云，天气下为雨，阳升一分则阴降一分，阳升于巅，阴降于足，阴汗不下达，阳气不上升故也。宜补中益气汤加木瓜、黄柏。

一人病，痰涎壅盛，汗出不止。此脾虚不能摄痰而肺失所养，切不可作痰治，只补脾胃为主。用参、术、煨姜各二钱，半夏一钱，煎服愈。

一少年汗出三年不愈，用棉花子炒焦泡汤服，四五日汗至脚，腿能立，以补中、归脾等汤调养而安。

喘一条

一人喘病，服清气化痰诸药不效。此中气虚寒，阳不上升而浊气不下降故也。用人参、炒干姜、白术、炙草、白芍各一钱，五味五粒，无汗加麻黄，有汗加肉桂，愈。

大小便不通一条

一妇前①阴肿痛，上攻小腹，肚痛作胀。医以为实热，

---

① 前：原作"厥"，据翰文斋本改。

用大承气下之，小便不通，以五苓散利，大便亦闭，知其病在厥阴，真阴寒之症也，因用药之过，乃阴盛阳虚所致。欲利小便，必先通其大便。遂以干姜、肉桂各一钱，吴萸三分，升、柴各五分，煎服，大便遂通。后以升麻五分，葛根、赤芍、干姜、肉桂、槟榔、木通各一钱，吴萸三分，小便通而愈。

眼一条

一人眼痛，大便难解，已服大黄半斤，眼微退，便渐溏，或闭。调理二月，舌口燥，内热，烦闷，腰如火烧，胸膈痛，一日一吐，诸药不愈，发热自汗。五月后复邀治，曰：此内伤不足症，再用寒凉必死矣。病者曰：吾乃火也。又已，后又求治，病势已危，予言之仍前，病者始信。予曰：须得人参三五斤可也。初用保元汤加附子、干姜、肉桂、白术、当归四帖，微汗将至，五帖而身舒畅。至三十帖，参斤半，大便顺，身热退而怕寒，后更加鹿茸，服参三斤。来年六月间，仍不能去绵衣被，附子七八十，参、桂、姜、鹿角胶各用十斤，方全愈。

经水二条

一妇素善怒，左胁下有块，经行时，先一二日且吐且下。此肝木乘脾，脾虚生痰，不生血耳。宜理脾为主。用白术二两，半夏五钱，水煎，入生姜七钱，共捣烂，焙干，入沉香末二钱，和白汤时时服之愈。

一妇人经行作痛作胀，行后又痛又胀，如是二年矣。大便燥，小腹微痛、微嘈，肝脉弦滑，余皆沉细而缓。弦乃脾土不足，滑乃脾湿不流也。用参苓白术散加松花、木香，以行其滞而渐愈。

产后三条

一妇产后受湿，遍身疼痛，众以风药治之，遂致卧床不起，手足渐细。此产后气血虚，而风药愈损其气故也。治宜大补气血。用参、芪各一钱半，炙甘草、肉桂各一钱，当归三钱，防己五分，煎服愈。

一产妇，遍身痛不得卧已经二月，痰多食减，众治不效。以参、归各一两，木香一钱为末，酒煎，分为九次，服之而愈。

一妇人产后，小腹以下至两腿痛不可忍，以绳紧缚两脚于床，略少愈，否则痛极。医以十全、理中俱不效。余询其因，云：孕五月以后，唯好食油煎腊肉。遂悟曰：腊肉味厚，胎一去而血络遂闭。遂用理中汤分两七钱，重加油煎腊肉四倍同煎，顿服愈。

附自制丸方

和中丸 治鼓胀神效。

干姜四两冬炒焦，夏炒黑，一两用人参一两煎汤拌炒，一两用青皮三钱煎汤拌炒，一两用紫苏五钱煎汤拌炒尽，一两用陈皮五钱煎汤拌炒尽。

肉桂二两，一分用益智五钱煎汤拌炒尽，一分用泽泻五钱同煮，一分用小茴香二钱同煮，一分用破故纸五钱同煮。

吴茱萸一两，一分用薏苡仁一两煎汤炒，一分用盐一钱同浸炒。

上为末，紫苏煎汤，打神曲糊为丸，如梧桐子大，每服因症轻重，随症作汤送下。

红曲丸　泻痢日久，用此补脾健胃。

锅巴一两烧存性　红曲三钱炒　松花三钱炒褐色

上为末，入白糖霜，和匀服。红痢加曲，白泻加松花。

蔻附丸　治元气虚寒及脏寒泄泻。

肉豆蔻面裹煨　白茯苓各二两　木香一两半　干姜泡附子煨各五钱

上为末，姜汁糊为丸，莲心汤下。

通神散　治嘈杂，胸中割痛，三服即愈。

白术四两　黄连四钱　陈皮五钱

上为末，神曲糊丸，临卧津咽三四十丸。

正阳篇选录

明·查万合 撰

查了吾先生列传

查　第

　　查了吾，讳万合，宛陵泾县人也。生嘉靖丙辰①，年幼习举子业，恬淡自尚，不以青紫②为荣，二十五岁师从姪孟常先生。先生理学道长也，又负经济③实学，而世莫之知。每尚论之余，寓良相之意于针砭之中，因得针砭学。二十八岁，阅《灵》《素》，喟然曰：轩岐之道，广矣大矣！读之令生意勃然，岂针砭所能悉哉！乃因虚中，复师周慎斋先生，旦夕承训，尽得其奥。既曾走阳羡④，寓万园数载，交渐广。与周挹斋诊曰：此上贵脉也，病无难，若急求师傅，可与小子友辉字充甫、友耀字阎甫者共学。时挹斋年十八，后廷试、会试皆第一。夏晤新安友人陈贞乙，阳羡谓之名医。其所不可治者，了吾寻救之。乃自悔曰：吾之所习者杀人术耳，求仁而害人，曷名为仁？遂尽弃其学而师事之。了吾固让，卒受其盟，由是了吾之名益彰，从事于门者益众，如周诚生、吴慎柔、姪友悌、孙元甫、许文豹、薛理寰、陈仲希等，各得了吾之一体。

①　嘉靖丙辰：即嘉靖三十五年（1556）。
②　青紫：本为左时公卿绶带之色，因借指高官显爵。
③　经济：指治国的才干。
④　阳羡：地名，今江苏宜兴。

贞乙独受其全，相与往来于阳羡、嘉苏、金陵者三十余年。济世之暇，唯阐发医义，讨明性学，其所得馈遗，用供理学之会弗吝。一日闲步而叹曰：吾老矣，吾为周师寿民矣，微虚中何以至此，此当报之。越明年，携其子国良字孩初者，日夜教诲，殷殷六七载，于秘靡所不授。至甲子冬一阳月长至日①昧爽②，踞榻而歌曰：大道无垠兮，日欲西，车马相将兮。予应：归岐扁张李不再世兮，医学废，彼生民疾痛兮，孰依回。孩初曰：何谓也？曰：起。尔且偕贞乙及时广业，毋令人废焉。沐浴，设香案拜谢天地君亲师毕，向南坐，唤僮嘱以日红当报，谓诸友曰：若能以夙闻理学不贰者教我乎？众具谈，欣羡自若③。僮曰：日已红矣。曰：静坐片时。遂瞑目而逝，享年六十有九。孩初比④弱冠，志不在行，已亦衰老，因念师所纂《慎斋全书》，惟充甫与吾有之，惜充甫遗之于比，余又烬之于兵，随呼第而训曰：汝最聪慧，可竟吾学，二师医录，当重辑之以继其志。余曰：唯谨叙所由，就正四方。金曰：有是哉，医学之大也，其轩岐之正派乎！余曰：然。周慎斋从悟入者，医中之圣也，仲景后一人焉；查了吾从学著者，医中之王道也，东垣后一人焉。可使淹没而不发之梨枣⑤以为万世法乎？是为传。

---

① 长至日：指冬至。
② 昧爽：拂晓。
③ 自若：镇静自如。
④ 比：接近。
⑤ 梨枣：书版的代称。

正阳篇选录_{已见慎斋书者俱不录}

内伤，右脉弦紧，先用温肺汤二三剂，肺气旺，木邪散，而后可用补中益气。

阿阿①缓若春杨柳，善状胃状者也。六部俱如是象，则俱有胃气。

脉紧数者，紧为表之阳虚，数为里之血虚。

细数者，细则无水，数则有火。

短数者，短则肺气虚，兼之数则火克金矣。

迟一至者，气血俱虚，不能周流。

浮有沉无，阳气将脱。

凡脉浮取不得，为阴中之阳虚；沉取不得，为阳中之阴虚。未至而至者，为实邪；当去不去者，为虚邪。

鼓胀病得洪大脉，是阴病见阳脉，为易治；若得短涩脉，是阴病见阴脉，为难治，阳气大虚也。

按：中气之中，即老子多言数穷，不如守中之中。文始先生问：何谓守中？老子曰：中者，中宫也。在母腹中，脐带与母脐蒂相连，暗注母气，母呼亦呼，母吸亦吸，绵绵十月，气足神备，脱蒂而生。脐间深入三寸，谓之中宫，即林子所谓脐带一寸，而几希性命即落于我之真去处矣。既之而在于天地之间，既之而在于肉团之心，又

① 阿阿：阿，通"娿"，垂长柔美貌。《诗经·小雅·隰桑》："隰桑有阿，其叶有难。"翰文斋本作"脉"。

既之而散于耳、目、口、鼻、四肢、百骸者是也。亦曰黄庭，男子谓之气海，女人谓之子宫。所谓中气，即此中宫、气海中之元气也。又曰肾间动气，又曰阳气，又曰先天一气，又曰水中金，又曰真火，又曰坎中之阳，又曰真铅，其实即此一气。补中不过补此，益气不过益此耳。

心肺为阳，阳中有阴，故上行极而下；肾肝为阴，阴中有阳，故下行极而上。中气上升于肺而为气，从肺回下则化为血。人身胃气升降，而气血自然生生不已。

清阳上升，则变否而为泰，上焦邪火自退而阴自长。此自然之理。

素目病而今愈者，阳气达于目也；素咳嗽而今愈者，阳气达于肺也。余可类推。

内伤久病，必转病而后阳气活动。脉弦转疟方愈，脉缓转痢方愈，肺脉不足转伤风咳嗽方愈。寒热似疟是少阳经阳气通也，红白似痢是阳明经阳气通也，伤风咳嗽是太阳经阳气通也。阳气通，则病自退。

阳气下陷，阴火上升，热伤元气，肺气不足，故胸满而喘。若认作有余之火，用桑白皮等泻之，是益虚肺气也。大法云：下之即死。此之谓也。

头为诸阳之首。病人头重，阳虚不能撑持也。

上部有余则泻心，不足则补肺；中焦有余则泻脾，不足则补胃；下焦有余则泻肾，不足则补命门火。

一病，两尺脉沉微，脾胃脉弱，肺脉按至中沉涩不利。此火不能生土，寒在下焦，痰在上焦，必转咳嗽，然后阳气生发，方为好兆。

经云：阳病见阴脉者死①，谓阳衰而邪盛也；阴病见阳脉者生，谓邪退而阳得复也。阳之重也，如此。

一人每夜颈项强硬，喉痛，舌干，吐痰，至天明诸病皆退。此阳虚不能上达也。盖夕则元气下潜于丹田，上焦阳不足，故阴火炽于上而生诸疾；至旦阳升，从丹田上行于首，阳升阴降，故病退。治以补中气为主。

头之上痛属肝，用川芎；两旁用柴胡，属胆也；脑后属少阴，用细辛；正额、两眉属太阳、阳明，用白芷。

一人十月间患似伤风症，医用发散药。又一人，寒热似疟，亦用发散药。俱亡。此系冬时温暖，阳浮于表，又为暴寒所折，阳气不能收敛于下，故或似疟，或似伤风，又用发表，至阳气脱尽而死。皆宜用温肺汤，开豁肺气，助阳下行而收敛，庶不枉人性命。

久病而忽梦遗，是湿热注于膀胱而泄，火气得以下行，犹为佳兆。若房劳，则心之相火动，真精一泄，祸将滔天矣。

凡厥，寒热未明，先与冷水一口试之。若腹中痛者，寒也；腹中爽快者，热也。辨之易明。

病人汗出，脐胸而止者，皆险症。至腰以下稍可，至

① 阳病见阴脉者死：语见《伤寒论·辨脉法》。下文"阴病见阳脉者生"同。

足方为佳兆。

内伤，口苦，舌干，非人参不能生津液。

内伤，大便不通，月余亦不欲去，饮食至多而皆化者，以五脏六腑悉皆燥火，水谷被火销烁，直待久久。脾气渐旺，邪火渐衰，始成糟粕，须至糟粕欲去而不能，可润大肠以导之。

内伤病久，调理得法，阳气活动，必至转病而后愈。

外感酸则补肝，内伤酸则泻肝。盖酸苦涌泄为阴。外感风寒是为有余，泄去邪热，肝血自和，所谓补也。内伤阳气下陷为不足，反用酸泄，岂不伤而又伤乎？

内伤，阳气下陷，大便或燥或泻，燥愈于泻也。

凡六味地黄丸，必脾胃燥者方可。若湿者用之，必水来侮土，反加泄泻矣。

筋骨痛，木妄行也。木之旺，金之衰，治宜温肺汤。

一人头痛，温肺汤加归。凡头痛属血虚，归得细辛，上行头目，补血故也。

今之明者知保脾矣。然四君子之甘温，能守而不能走者也。故或用二陈以燥湿，或以木香破滞，或以砂仁醒脾，或以神曲去旧生新，补而兼之以行，则补者方可成功。若不明此而一于补脾，则脾胃湿热固结而不散，或呕吐泻痢，或胸膈饱闷，其能免乎？

眼黄由脾经湿热，黄乃土之色，痰色黄者亦然。

四肢倦怠由脾湿，宜用苍术。

用木香破滞气，苟无滞气，必损真气。

吐用沉香，取其沉重下行，补命门火，使肾纳气，气不泛上，吐自止矣。

一妇病善食，食不消，腹痛，用理中汤，反致火炎上，嗳冷气。此肾水泛上，中焦虚寒，格阳于上也。丹田无火，火在胃脘，故能食；脾虚，故食不消而痛；理中固中焦之气，火不得归原，故反炎上；肾水不能下降，故嗳冷气。乃用熟地安定肾水不使上溢，茯苓、山药补脾渗湿，当归润阳明之燥，小茴行下焦之滞，沉香降火归命门，参、草补中，则水火归原，各安其位，无水上泛溢之患矣，病痊。

一人右腹胁硬一块，服温药则火动，寒药愈胀硬，补药则饱满。此皆肾不纳气也。用茯苓、山药、熟地、小茴、当归、人参、沉香，纳肾气而愈。

凡咳嗽久不愈，宜求肾纳气。

吐血宜茯苓泻心汤，肺中发出火邪。金不受克，病自易疗。若用寒凉降火，脾土益虚，迁延咳嗽，遂成劳瘵、喘胀、泄泻，死者多矣。

疟疾以分解为主，柴苓汤对症之剂；痢疾以去湿为主，胃苓汤对症之剂。久不愈，皆从脾胃调理方为正治。

痢，脾家湿热也。若里急后重而身不热，饮食如故，此真痢也，为脾有余，先宜疏利，后用黄芪芍药汤调理；若饮食少进，精神短少，四肢倦怠，此内伤似痢也，为脾不足，宜补中升阳为主，调中益气汤主之。

凡治痢疾，腹痛后重，红白俱无，唯大便不实，而次数尚多者，宜参苓白术散，补脾利湿。

凡痢疾一见表症，必先解表而后治痢。若表不解，则邪将传里，难愈。故发热身痛，邪在太阳，参苏饮；寒热往来，邪在少阳，小柴胡为主。身热目痛，鼻干不眠，邪在阳明，宜以葛根汤主之，必表邪解而后无传变之患。

先泻而后痢者，脾传肾，乃脾气下流，湿热乘于肾也。

先痢而后泻者，肾传脾，乃肾不受邪，复返而之脾也。

先泻而后痢者，黄芩芍药汤加四苓散，单痢止用前汤。盖黄芩清大肠之热，芍药收阳气而敛大肠。红多加当归，是湿热入于小肠也；白多加苍术，是湿热入于大肠也。里急后重加槟香，或承气汤。行气则后重自除，调血则便脓自愈，此是治痢要诀。

久痢身肿者，邪外发也，易治；痢久胀满，邪内攻也，难治。

内伤痢疾，阳气下陷，化为燥火，肛门肿痛，必得阳气上升，而后邪热可愈。补中益气加苏、杏。

一妇痢疾身热，作真痢治，烦躁益甚。用附子一钱，白术、干姜炒黑如之，甘草五分，服下身凉，额上冷甚，痢遂止。夫身热者，阳浮于上也；烦躁者，阴寒内甚格阳于外也。附子理中汤回阳归命门，而逐阴寒于外，所谓进阳火退阴邪也，故效。

痰晕作喘，不宜用白术，恐重滞而气不下降也。

一妇人久病，气从小腹起，直痛至喉咙而还，每日痛上痛下不止。此中气大虚，脾胃亏损，肾水侮土，泛滥横行，不治之症。

甘草非一钱，不能到手指上。

有风中后不能睡者，或以为气血大虚，而不知邪在胆经也。少年人多睡，老人多不睡。盖肝胆相连，少年血足，肝叶茂盛，胆藏于肝之中，故能睡；老年血衰，肝叶枯缩，胆露于肝之外，故不睡。或曰：此责在心神。曰：心为肝之子，子能令母实，从前来者为实邪，心火盛，肝胆蕴畜实邪，所以不睡。又或曰：夜间不睡，有期而不爽，何故？曰：肝为将军之官，胆为决断之官，故有期而不爽也。今之病疟者亦然，亦邪在肝胆故也。其人大喜，遂制温胆汤以进。枳实破滞，竹茹清胆火，陈皮理气，甘草温中，半夏醒脾，干姜温脾气上升，散精于肝，淫气于心，足以统血也。早用茯神、远志、枣仁收敛肝气，不使外驰，获效。

妇人治法，胎前勿补，胎后勿泻；经前勿补，经后勿泻。此其大概也，亦不可执定。

女人血崩，不宜过用血药，有伤脾土，致成肿胀。血崩变为白带者，是不及生血而浊液随下，血枯之症，非美兆也。叔和云：崩中日久为白带，漏下多时骨亦枯。

血崩多用醋炒荆芥，升阳且敛血。又方，黄芪二两，杜仲一两，益智五钱，蒲黄、陈皮各二钱，丸服。

此症有春夏则发，秋冬则止者。春夏阳气上行，下焦无阳，故崩；秋冬收藏，下焦有阳，故止。此阳虚之症。

一胎九月，不时上下，此血热胎不安也，宜黄芩、芍药。产后前阴脱，固中气为主，宜用干姜泄滞；后阴脱，补肺气为主，肺与大肠为表里也。

产后中气大虚，前阴已脱，若大便数日不行，是后阴犹固，慎勿下之，恐后阴又脱，难治。若作泻，四君加黄芪升之、芍药收之，腹痛加干姜，痰嗽加半夏、五味，胸不宽加陈皮。汗下皆所禁也。

一产妇泄泻，胸前胀满痛，众以为血虚，宜四物加黄芪。不知此系中气大虚，清阳在下则泻，浊阴在上则胀。夫当归血药也，脾恶湿，脾虚作泻，温性润下，味辛足以耗散中气。川芎上行头目，下行血海，新产中气未固，难此扰散。且地黄、黄芪性皆凝滞，用之则胸膈之气不能活动。当用理中汤大温中气，中温则清气自升，浊气自降，阳升则泄泻可止，阴降则胸胀自除。加芍以敛津液，使阳气煦之而血自长。果效。

一妇新产，用姜、桂、参、草、胡索，初服甚快，至夜分舌燥口干，鼻中热气出，里急后重，众以为痢。不知此胃气温暖，邪火上散。夫肺与大肠相表里，鼻为肺窍，热从而出，是热气上行而未结于大肠，虽里急后重，知其必不成痢，用补中益气汤，三剂而愈。

一妇中气大虚，胸前结硬如石，痛不可当。此阳气不足，阴火在上。若用清凉克伐，则中气愈虚矣。唯用附子理中汤，专以补中。俟中气生发、渐升，冲开肺气，则阴火自降，直待变出伤风咳嗽方得愈。盖阴火在上，肺气填实，阳气上达于肺，痰气散动，有似伤风也。若止吐痰，阳气仅达于胃未至于肺，犹未全愈。

一人屡服地黄丸有效，后或不效。白术、红枣共捣丸，每服地黄丸，半杂白术丸遂效。白术能实脾克水，水能克，则生机活泼矣。

慎 柔 五 书

明·胡慎柔　撰

慎柔师小传

石震（瑞章）

师毗陵人，胡姓，本儒家子，生而敏慧，稚年寄育僧舍，长寻薙①发，法名住想，字慎柔。性喜读书，凡一切宗乘②以及儒家经史诸书无不究览，心血耗疲，得瘵疾，几不起。时查了吾先生寓医京荆溪，师往求治，岁余获痊。了吾先生泾县人，为太平周慎斋先生高座。师颖悟沉静，了吾先生深器之，欲授以己学。师由是执贽事先生十余年。先生惧其学识过己，乃令往从慎斋先生，与薛理还偕游，理还亦毗陵人。予于巳③卯春，曾识荆④于嘉禾，时年已逾七十。因出了吾生平所验案及禁方赠予，自此益尽窥了吾之学。慎斋先生名满海内，从游弟子日众，师随侍，每得其口授语，辄笔之。先生初无著述，今有语录数种行世，多师所诠次也。师自是归里，治病辄应，履日盈户外，然性好施，虽日入不下数金，而贫如昔。岁庚午，吴江宰熊鱼山先生夫人抱奇恙六七年矣。延师至，以六剂

---

① 薙：同"剃"。剃头。
② 宗乘：泛指佛学。
③ 巳：翰文斋本作"乙"。
④ 识荆：敬辞，指初次见面或结识。

奏效，一时荐绅士大夫咸服其神明。因往来吴会①间，里居之日少。岁壬申，予时习岐黄家十余年，雅慕师，每相过从，谈论辄达曙②忘倦。师每慨生平所学，嗣者寥寥，言之惋然。然窃谓师貌古神闇③，当得永年，亡何④丙子仲夏，忽示疾，以手札招予，授生平所著书，凡虚损一、痨瘵一、所答记师训一、治病历例一、医案一。又数日竟脱然⑤去，年六十五，距今又十年矣。予将以其寿之于梓，因为之传。

---

① 吴会：即今苏浙一带。
② 达曙：犹达旦。
③ 闇：同"暗"。《小尔雅》："闇，冥也。"
④ 亡（wú 无）何：不久。
⑤ 脱然：超脱无累。

五书要语

师训第一①查了吾之言，慎柔述之

地黄丸为肾家之主剂。盖肾水枯，则肝木不荣；木不荣，则枯木生心火。故用熟地以滋肾阴，用泽泻以去肾家之邪，则地黄成滋肾之功。肾所恶者土也。脾家有湿热，则能克肾水，故用山药补脾，用茯苓以去脾家之湿，则山药成补脾之功。木枯则耗水，以山茱萸敛火以润肝。火炽亦能涸水，以牡丹皮泻心火而补心。心足则火不妄起，且下降与肾交，而补肾之功愈成矣。此即《难经》"东方实，西方虚，泻南方，补北方"之义，又《素问》"亢害承制"之道也。

凡两手俱数，大便燥者，八物汤；洪大有力，地黄汤；无力，大补汤。脾燥加山药，脉弦加芍药，右关浮无力加丁香，沉无力加干姜。

内伤，寸脉大于尺脉，此阳脉盛也，宜保元汤加归、芍引下，则大脉去，而阳气亦内收矣。此从阳引至阴分之法。保元汤：人参一钱，黄芪炙一钱五分，甘草炙一钱，生三分，煨姜三片，枣二枚。

内伤，右尺弦弱，不宜用寒凉，以命门火虚故也。

若右关缓有力，缓则为湿，又寸尺弱者，用补中汤加

---

① 第一：原无，据文中体例补。

赤茯、苡仁。盖补中补寸弱，赤茯、苡仁行中焦湿，又能使中焦之气下行，而尺脉自和。

右关缓无力，用参苓白术散加黄芪，以补上而益下。凡在右，以四君子汤加减，欲上用黄芪，欲下用赤茯、苡仁。在左以四物汤调理。若左寸洪而有力，加木通、黄连、赤茯苓之类。盖木通泻小肠火，小肠为心之府；黄连泻心；赤茯苓者，赤入丙丁也。

左关浮用羌、防，左关沉有力用山栀、柴胡、知、柏之类。左尺有力，加知、柏以泻其有余。盖左有泻而无补，右有补而无泻，则命门火重矣。

凡内伤发热、口干，乃下焦虚寒，火不归元，阳气在上故耳。须温下焦，使阳气下降，则口干自愈。

凡内伤，火在上，水在下，故发咳嗽而喘，此皆滋阴降火所致也。初用桂制白芍、吴茱萸少许，及甘草、人参、五味、半夏、破故纸、杜仲。一温则火下行，水上升。如或作泻，则阳下行，而胃中所积宿食、水谷行动矣。

凡虚损，肺脉大，气喘，下部脉弦细弱微，此皆阳上越而不降，内寒外热、上热下寒之症。用人参一钱，桂制白芍一钱，干姜三分，半夏一钱，五味子十五粒，甘草生炙各二分，使温中内收，阳气降下。

凡久病服寒凉克伐过多，以至三阳气衰，致痰凝气滞，以调元之剂治之。阳气一动，则少阳先升。少阳欲先出，前有太阳，后有阳明，遏截不能伸。少阳之气至太阳，太阳与之并则寒，与阳明并则热，遂成寒热疟状，非真疟也。其太阳气达，遂有伤风之状，鼻塞、恶风寒之症作矣。阳明气达，则有作泻之症。此时正当调脾补元，分头施治，则诸旧症尽脱矣。

凡服寒凉克伐之过，遂成血凝气滞，用温补之剂，其瘀血决行，脉气渐和。须预言将来或有凝血少许。此乃通经气壮而血行也。

凡脉细数，肾虚；弦数，肝虚；短数，肺虚。此为病重之脉，有胃气则生，无胃气则死。

脉①散数则为心虚。诸数之中尚有舒徐和缓之意者，是云有胃气也。

凡虚损脉数，十数至尚不短细，按之有一条者，可服独参汤一二两，然后调理。

虚损大便燥者，用杏仁、枳壳、苏梗，则能去宿粪。

凡脾脉细弦而涩，则中气虚寒，宜温。直用温药则火起，须益智温之，更用山药以养脾，则益智之温退居下焦，补命门火，则火生土，遂成连珠之补，而火不起矣。

尝诊一人，脉右关浮大，乃阳气浮上，症当中寒，果然肚腹作泻。宜用建中汤，收阳入内而中温矣。

凡持斋人所食之物皆渗淡，所食之油皆属火。渗淡泻

---

① 脉：原无，据翰文斋本补。

阳，阳虚则火起。此东垣云：持斋之人多胃虚。

凡久病，用补脾、补命门之药，皆燥剂，须用当归身以润肝，恐燥能起肝火故也。

一痰症，曾有人病痴，寸脉不起，脚冷，关脉沉洪。此阳气为痰所闭，宜升、宜降、宜开。用紫苏、陈皮、半夏、赤芍、赤茯苓、枳壳、干葛、石菖蒲、远志、人参之类。其病欲言而讷，但手指冷。此乃痰闭阳气之病，后宜归脾汤去枣仁、圆眼、黄芪，加石菖蒲、远志、半夏，一补一开一行。后用全料归脾汤，久自愈。

病人久虚，内有宿积旧痰。用参、术补之，久乃吐出臭痰，或绿色痰，当不治。盖积之久，而脾胃虚极不运，故郁臭耳。

一人常梦遗，诊其脉，关中有动脉如大豆圆。此痰凝中焦。幸梦遗，免鼓症，且寸尺俱不起，补中加茯苓、半夏、石菖蒲，亦一升一降之道也。

一人久悲郁，先前五六月倦甚，寻得痴症，只以手空指人，问为何？曰：我欲言而不能也。诊其脉，二尺微而不起，二关洪缓。此阳郁而不能升、不能降也。用二陈汤加人参以开痰助脾，益以升、柴助阳，石菖蒲、远志、赤茯苓以利湿、降痰、降火。四剂即安，后服丸剂愈。

吐血症初，六脉皆洪数，须用茯苓补心汤。盖白茯苓能守五脏真气，能泄肾中伏火，能泻脾湿以健脾。二三剂后，数脉渐退，尚洪，以地黄丸纳气。洪稍减至弱，以四君子加减，补脾生肺，肺生水之义。如或见血，加牡丹、熟地，右关有火加山药，左关有火加山茱萸，左关左尺有火加茯苓、泽泻、熟地。

凡欲止吐血，须炒黑干姜、五味子二物。以干姜性温，且血见黑即止；五味子酸收，能收逆气。

一人头面俱痛，服寒凉过多，其脾胃脉细涩，左尺亦涩，左寸关洪。此下焦寒，而火邪逆上之故也。用羌活五分，酒炒防风三分，酒连一分，酒芩三分，白茯苓二钱，人参二钱，甘草五分，半夏一钱，破故纸一钱，枸杞子一钱。二服，脉即粗而不细，而头痛亦除。

治梅核气，用四七汤加人参一钱，干姜三分，细辛二分，桂芍一钱，半夏一钱，皆下气散痰、温中升阳之剂。非细辛之升阳，上焦无阳，则痰气焉能得动？

凡劳瘥病，须用金银藤叶煎汤药。如肺虚，加保元、五味子；心脾虚，归脾汤；六脉俱有火而虚，八珍；脾肺虚，补中；肾脉洪大，地黄汤。

凡病久呕，用补脾下气之药，其中须用当归钱许，以润其下枯。盖气在上，久而不下，下无津液，故用润之。然脾胃虚而呕者，又忌当归。

五月火月，六月湿月，火旺则生湿，二者相并，肺金受克，则热伤气，而痿倦之疾作矣。故设清暑益气之法，黄芪助肺，人参助元气，甘草泻心火，则元气复而肺气清。温热盛而胃气不清，故加苍术。湿热在中而饮食不化，故加陈皮、青皮以开胸膈，加神曲以助消饮食。小便赤涩，加泽泻以去下焦之湿。口渴加干葛以解肌热，又能接胃家，津液上润。胃家湿热盛，则肾水受克，加黄柏以救肾水。湿热盛则阳气遏而身热，加升麻以升阳，又走表以益阳，而门冬清心，五味敛肺，恐湿热伤肺故耳。

五苓散为四五六月时令之药。盖湿热盛，则三焦气不清，上咳、中满、下泻等症作矣。猪苓清上焦，茯苓清中焦，泽泻清下焦。恐湿盛而脾不化，故用白术以健脾。然阳气不到，则湿不去。譬如日所不照之处，地不易干，用官桂之辛升至表，引表之阳气入里，里得阳气而湿即行矣。此方可升、可降、可吐。欲吐，先煎前散冷饮，次服热汤一碗即吐；欲利小便，温饮；欲发汗，热饮。

时至秋初，阳气下坠。因夏初之湿热尚在胸中，而有痞满不宽之症，须用金不换正气散以去湿，湿去则金清，金清则降下之令复。譬如主人久不在家，家中为污秽所塞，须扫除污秽，以俟主人回之意。

截疟方，用白术五钱，当归三钱，陈皮二钱，雄丁香五枚，乌梅三枚，母丁香四枚，水一大碗，浸露一宿，五更去渣取汁温服。盖凡久疟则内伤，五脏俱虚，内起火发热，火所畏者水也。以水浸药，略温服之，则火见水而火退矣，火退则诸药能成功。白术补脾，当归润肝，陈皮消痰，丁香温胃，乌梅敛肺润下，其病痊矣。露宿以收清阳之气，五更服者，子①一阳生，至寅三阳足矣。

凡右关浮缓，此阳气在上，中已虚寒，主肚疼之疾，秋来主有疟痢。盖内已虚寒，受邪已深，至秋阳气下降入腹，而正气已旺，宿邪不能容，故发此二疾。邪轻则疟，重则痢，正旺而邪退故也。

疟疾，二尺细，此下焦寒也，敛下则疟可以去矣，不然亦成胀。

凡豁大脉久病，按下尚有浑浑一条，此阴阳未离，犹可治之。若下无一条，开在两边，此阴阳已离，决不可治。此脉常主作泻。盖豁大阳虚不能固下，而阴与阳不相合，故下不禁而作泻也。

凡久病人，脉大小、洪细、沉浮、弦滑，或寸浮尺沉，或尺浮寸沉，但有病脉，反属可治。如久病，浮中沉俱和缓，体倦者决死，且看其面色光润，此精神皆发于面，决难疗矣。

凡肝脉细，余俱和缓，周慎斋用补中汤加枸杞即愈，以枸杞补肝故也。

凡寸脉大，阳邪胜，则病者乱而言神；阴脉胜，则病者乱而言鬼。

病重药宜轻、宜少，只以固中剂三四味，渐渐取效。

大抵吐极难医，泻极难医。

---

① 子：翰文斋本其后有"时"字。

凡久病，左尺浮大，宜补肺气，须保元加白芍、白茯苓之类。盖金能生水之义。

大抵病在上，宜求之下；在下，宜求之上。

凡用药有用味留气者，须热饮为妙。倘有畏服热药者，以水洒药面上，即气收在内，是留气也。

凡四时之令，皆有寒热温凉。有及时来者，谓之正令。譬如春宜温而反寒，谓之不及；春宜温而先热，谓之太过。宜温而寒，用香苏散解之。如当春得正令，夏初反复嵘峭，其春初之令未除也，犹宜香苏饮解之。倘春遇极温，即为太过，则口渴舌燥之症见矣。第发热而不恶寒者，谓之温病。此温令之过，治有温病条说具，四时各有时令之药。各有时令之药，咸以此类推之。

若夏时四五六月正当夏令，而寒凛凛犹春初之意，香苏犹不免耳。若当时小便赤、口渴等症见，此时令症也，宜五苓、清暑益气、十味香薷饮之类治之。若当时不热，至秋七八月，天气暑热，人患前症，仍以前汤治之，是治其不及之症，而调其不及之候也。

譬如春天正令，三月温和，偶或风寒大作，即有感冒伤风寒之症。若五六月正令大热，偶或大雨，遍地尘热之气，为寒雨逼入人家，即为受暑之症，宜清暑益气汤解之。

凡诊老人及病人，六脉俱和缓而浮，二三年间当有大病或死，何也？脉浮则无根，乃阳气发外而内尽阴火也。

用保元或建中服之，则阳气收于内，即反见虚脉，或弦或涩，此真脉也。宜照脉用保元助脾之剂，脉气待和，病亦寻愈，寿有不可知者。

大凡内伤症，下俱虚寒。

凡病肺脉浮大即喘，用温脾敛肺之药。敛不下则成胀；既敛下肺脉犹大，则成疟。若遍身发疮，浮大无妨矣。右关浮大则肚疼，建中敛之则己，敛不下则成痢，皆内伤之症。

医劳历例第二

尝治虚损，脉缓五六至，但咳嗽发热，无恶寒、喉痛、喉梗等症，以为可治。服保元、四君之类十余剂，咳嗽略可，热亦微退。至二十剂外，咳嗽反甚，热又如故，而身反不能转侧，两足渐无力，至不能行而足倦，此何也？缘下焦肾气衰惫，而百骸间无津液涵溉，且阳气不能四达，脾肺之气不能下输，故足无力而倦。虽药有效，病虽暂减，终不治也。

尝治虚损，六脉俱数，有神而和缓，虽数十余至不妨，可治。初用四君加黄芪、五味子，十数剂后数脉渐减，仍带和缓意，可治之。若退出，细如丝，尚数，决不可治。又有退出如丝而不数，此犹有胃气，无肚疼作泻，而饮食如常，亦可保元、参、术调理，二三年愈。然所云服药后，数脉渐减、和缓有神为可治者，亦须三①月见功，年半方全愈。又须看年力之衰壮，及精神脾胃之强弱也。若服药后，脉虽和缓，而腿足渐无力，如前所述，且痰嗽不止，脉虽缓，治之无益焉。然或如前症，足虽无力，而热已退，嗽减，饮食如平人，此脾气尚强，犹可迁延岁月。又有如前症，六脉俱和缓，服前剂热退而脉渐弦，反作泻下血，此平时经络留血，为火热煎熬而成者也，下半月或十日、五日自愈。下血时，能饮食，不死；不能饮食，精神倦怠，死可立待。其用药健脾保元气为主，腹痛、脉弦，理中汤；恶心、饮食少，六君子汤。无此二症，用四君、保元治之。盖下血者，邪气从下窍而出也。又有变作伤风状者，邪气从上窍而出也。宜温肺助脾之药，亦得半月而愈。又有六脉俱和缓，数八九至，服前剂，先右三脉退去二三至，左脉尚数不退，是右表先退，左里未退也。至数脉尽退，病将痊愈，左脉犹比右脉多一至，足见表退而里未和耳。《难知》②云：伤寒以左为表，右为里；杂病以右为表，左为里。信然。

慎斋师尝云：凡病求汗不出者，不治。虚损，六脉俱数，服滋阴降火之品，不及四五十剂者，犹可治之。如服过数十剂及百剂者，真元耗尽。虽脉大洪缓，中已无神，因用补剂，即退去洪缓，变为细数，即渐痿困不起而毙

---

① 三：翰文斋本作"二"。

② 难知：即元·王好古《此事难知》。

矣。戴人年少不妄服药，易治，正此谓也。又或服寒凉未多，用保元、四君加生姜一二钱，一二十剂，求汗不出，而洪缓之脉不退，亦属难救。或虽无汗而洪脉渐减，病亦渐去，且能饮食，此无妨矣。如此脉，大抵秋冬易治，春夏难疗也。

凡虚损三四月，脉虽数，尚和缓，六七至。若逢春夏火令，津液枯槁，肾水正行死绝之乡，肺绝脾燥，无有不死者。若秋冬火令已退，金水正旺，脉虽数，可治也。然使病者骨立、喉哑、喉痛、寒热、脉细数、肚疼作泻，亦不治。如前症欲求治，初用补剂，病当反重。何也？病已延至三四月，服药已多，其不效者，必过用寒凉，病者五脏愈虚，邪火愈炽，初用补剂，或数帖，或一二十帖，反觉头眩恶心，骨疼脚酸，神气昏懒，不思饮食。倘脉不细数而带和缓，急用保元、四君，大剂连服之，便安寝半日或一日，睡觉即精神顿爽。再一剂再寝，饮食渐增，则可治矣。倘脉细如丝，肚饱昏愦，即属难治。

凡虚损病久，脉虽和缓，未可决其必疗。盖久病之人，元气虚弱，脉气和缓者，假气也。遇七八月间，服补剂，病得渐减，此生机也。或延至十一月，一阳初动，阳气渐升，内气空虚，无以助升发之机，则变憎寒壮热。服补剂十余帖，寒热渐退，犹可延挨。调理至二三月不变，得生矣，否则不治。缘春夏木旺，脾肺久病气衰，不能敌时令也。

尝医新病，或痢，或杂病，初时有邪，脉浮数。用按病药数剂，数脉即退，病亦向安。再数剂，即倦，脉反觉浮数，此时不可谓尚有邪也。盖邪退而神气初转，故浮，只宜保元汤养元气，浮数之脉得微汗而退。此乃阳气升，元神足，而邪自退之法也。倘不识此，仍以祛邪之药治之，精神日损，肌肉日消，久之变为虚劳矣。

凡病遇时节，则变换不定，或又加者。盖遇时节，则天地之气或升或降，而人身之气亦应之。病者精气尚冲，犹能与时令相应。若元气久虚之人，无以助升降之气，上升则头眩呕哕，下降则足热身寒，反为气候所牵，而身不能为之主矣。

脾胃病，十分虚，死于初春，亦有望春而死者；八分虚，死于孟春；五六分虚，死于仲春。及医之不得其当者，虽原无死道，而业已医坏，至季春不能挨矣。清明前二三日，尤为不爽。

肺肾病起于春，十分虚，死于初夏，亦有望夏而死者；八分虚，死于仲夏；六分虚，死于季夏。

凡久病，服药后六脉俱和。偶一日诊之，或细，或数，或虚弱，或变怪异常，即当细问起居之故。或有一晚不睡而变者，或因劳碌恼怒，或感冒风寒，各随其感而治之。治之而脉终不和，此为难治。一晚不睡或劳伤者，则用补中助元。伤饮食，则用盐汤探吐，后以二陈加减，消食之药佐之。若房劳者，脉虽变而病不加变，犹可以平日调补之剂治之。倘病与脉俱变，调之不和，决难救矣，秋冬尚可冀幸，春夏万不可为。若伤暑者，宜少撤帷闭，以治暑法治之。若冒风寒，以温肺加风寒药散之，一二剂即和乃可，若不转，亦在不治。大都易于秋冬而难于春夏，亦观人脾胃元气而消息之。不可轻忽，妄许人以易治。

尝治一产后妇人，素有劳症。一年前以八物汤愈，然连连绵绵，未为全去。次年得产，正癸亥，属戊癸化火之年，天气炎甚，时医虽用人参，仍以山楂能解参毒间之，致寒热作泻。予诊之，脉数九至，尚不短，用保元加干姜、熟附一分，四剂，数脉退减。再清晨诊之，按下浮缓，但去着骨，指下细弦如丝，数脉如故。予曰：不可为矣。彼恳求不已。用桂制白芍五分，炙草五分，参、芪各五分，作建中汤之意。服七①八剂，数脉退，几六至。又四剂，几五至。彼以为愈矣，遂止药。至四五六月后，脉转弦细而殁。此案有裨前论，故附之。

虚损第三

石瑞章曰：虚劳两字，世皆笼统言之，不知症有不同，治有相反。予幼年初闻慎柔之教，辄云损病自上而下，劳病自下而上。损病传至脾至肾者不治，劳病传至脾至肺亦不治。以劳法治损，多转泄泻；以损法治劳，必成

---

① 七：原作"四"，据翰文斋本改。

喘促。于此之泾渭不明，而懵焉以怯病该之，其能免于南辕北辙之相左乎？丹溪立相火之旨，唯以四物滋阴，阴阳之义久为晦塞。《内经》益火壮水，分别之理，岂好为多事哉。嘉隆间，薛立斋先生出，而医学于丹溪方得一变。慎斋先生再出，而医学始得再变。至我慎柔，乃为集先圣贤之法，及授受之源流，以虚损、劳瘵截然分为两门，而金箧家始煌然再添一炬矣。又近代《原气论》一书，以先后天分阴阳，即以先后天立治法。余窃谓先天固有损者，非后天损之无以致病。后天既损之矣，而先天又何能无损？治先天者，治后天耳，岂能舍后天而治先天。愈立愈奥，总原作者非真实生平得手，说玄说奥何益也？简而备，明而确，其在此编乎？

脉法

《脉经》曰：脉来软者为虚，缓者为虚，微者为虚，弱者为虚，弦者为虚，细而微者血气俱虚，小者血气俱少[①]。

仲景《要略》曰：脉芤者为血虚，沉小迟者脱气。又曰：血虚脉大如葱管。又曰：脉大而芤者，脱血。

慎斋先生云：浮大脉见于右尺，为假火。假火按内伤施治。

凡损病脉数，为胃气不足。若转缓弱，为胃家生发之

---

① 脉来……血气俱少：语本《脉经·平虚实》。

兆矣。左尺微细不起或浮大，调治非二三年不愈。

紧数之脉，表里俱虚。紧为寒伤卫，数为血不足。

脉紧则肺气不足，不能卫皮毛而畏风寒；脉数则阴虚火动。脉紧有胃气，脉数无胃气。

内伤作泻而肺脉豁大者，难治。

病久脉弦者，转疟方愈；脉缓者，转痢方愈。盖久病得气血活动，故转病也。脉数不得汗，即生肿毒方愈。

两尺无脉，是浊阴在上，痰凝气闭，肺不下降，金不能生水而成痰厥。《经》曰：上部有脉，下部无脉，其人当吐①。吐则浊痰涌出，上部疏通，肺气下降于肾，少阴上升于巅，而有生发之机矣。

寸口脉微，尺脉紧，其人虚损多汗，此阳弱也。卫气弱，名曰愢②；荣气弱，名曰卑。愢卑相搏，名曰损。

脉见短数，则无胃气。细数、紧数，俱非吉兆。

洪大，按之下者，虚损之脉。

虚损，肺脉豁大者，须防作泻。

江篁南云：得之好内者，其脉芤而驶，真阴损，热内生也。缓而弱者，重伤于苦寒剂也。

汪石山云：凡见数脉，难治。病久脉数，犹非所宜。

脉或浮涩而驶，或沉弱而缓者，脉之不常，虚之故也。虚损转潮热、泄泻，脉短数者，不治。

---

① 上部有脉……当吐：语见《难经·十四难》。
② 愢（dié 迭）：恐惧，害怕。

损脉致病次序

扁鹊曰：损脉之为病，若何？一损损于皮毛，皮聚而毛落；二损损于血脉，血虚不能荣于脏腑；三损损于肌肉，肌肉消瘦，饮食不能为肌肤；四损损于筋，筋缓不能自收持；五损损于骨，骨痿不能起于床。反此者，至脉为病也。从上下者，骨痿不能起于床者死；从下上者，皮聚而毛落者死①。

扁鹊曰：治损之法，若何？损其肺者，益其气；损其心者，调其荣卫；损其脾者，调其饮食，适其寒温；损其肝者，缓其中；损其肾者，益其精气。

五脏逆传致脉病诀

汪石山云：余治一人，年二十余，病咳嗽、呕血、盗汗，或肠鸣作泄，午后发热。诊其脉，细数无伦次。语之曰：《难经》云七传者，逆经传也。初因肾水涸竭，是肾病矣。肾邪传之于心，故发热而夜重；心邪传之于肺，故咳嗽而汗泄；肺邪传之于肝，故胁痛而气壅；肝邪传之于脾，故肠鸣而作泄。脾邪复传之于肾，而肾不能再受邪矣。今病兼此数者，死不出旬日之外，果期而殁。所云邪者，因自病之极，不能自安而侵凌于上也。

虚损死证

经曰：肉脱热甚者死，嗽而加汗者死，嗽而下泄上喘

---

① 损脉……毛落者死：语出《难经·十四难》。下文"治损……益其精气"同。

者死，嗽而左不得眠者肝胀，嗽而右不得眠者肺胀，俱为死证。

寒热论

汪石山曰[①]：论寒热互发者，盖气少不能运行而滞于血分，故发热；血少不能流利而滞于气分，故发寒。仲景云阳入于阴则热，阴入于阳则寒是也。寒则战慄鼓颔者，阴邪入于阳分也；热则咳痰不已者，阳邪入于阴分也。此则阴阳两虚，故相交并而然也[②]。

慎斋云：伤寒寒热往来，系邪在半表半里。内伤寒热，系血气两虚。血气虚则发热。

凡肌表发热，皆邪阳胜，正阳虚也。用黄芪、附子，所以助阳。盖阳气既虚，黄芪性缓，不能到表，须得附子雄壮之气，引芪直走于表，助之成功也。

虚损致病之由

褚先生《精血篇》云：男子精未通而御女以通其精，则五体有不满之处，异日有难状之疾；阴已痿而思色以降其精，则精不出而内败，小便道涩而为淋；精已耗而后竭之，则大小便道牵痛，愈疼则愈欲小便，愈便则愈疼。又云：女人天癸既至，逾十年无男子合，则不调；未逾十年思男子合，亦不调。不调则旧血不出，新血误行，或渍而入骨，或变而为肿，或虽合而难子。合男子多则病血虚

① 曰：原无，据翰文斋本补。
② 论寒热……并而然也：语出明·汪机《石山医案·卷下》。

慎柔五书

一六五

人，乳产众则血枯杀人。观其精血，思过半矣①。

立斋先生云：夫月水之为物，乃手太阳、手少阴二经主之。此二经相为表里，上为乳汁，下为月水，为经络之余气。苟外无六淫所侵，内无七情所伤，脾胃之气壮，则冲任之气盛，故月水适时而至。然有面色痿黄，四肢消损，发热口干，月水过期且少，乃阴血不足，非有余瘀闭之症。宜以滋气血之剂徐培之，使经气盛，水自依时而下②。

又云：凡放出宫人及少年孀妇，年逾三十，两胯作痛，而肤不肿，色不变，或大小便作痛如淋，登厕犹痛。此瘀血渍入坠道③为患，乃男女失合之症也④。

亢则害承乃制论

慎斋先生云：在上益下谓之济，以下犯上谓之亢。水火济制，则无病而多寿。譬若火生亢拒，则金气受伤，而金之子为水，水能克火，子报母仇，而火反受制矣。盖造化之常，生则必克，克则必生，不能以无亢，亦不能以无制焉耳。故又曰：制则生化。所以有病久自愈者，亦亢而制，剥生复也。苟亢而不能自制，则汤液、针石、导引之法以为之助。譬如水固能制火，而肾水本涸之人，岂能以

① 男子精……思半过矣：语出南齐·褚澄《褚氏遗书·精血》。

② 夫月水……依时而下：语出明·薛己《外科发挥·瘰疬》。下文"凡放出宫人……失合之症也"同。

③ 坠道：即阴道。

④ 失合之症也：翰文斋本其后有"若渍入肠胃即为血鼓"等33字。

涓滴救其燎原哉？明乎此理，而补泻运用之妙，自超越于寻常之外矣。

又云：人之一身，生死系乎脾胃。凡伤寒、杂病，一七后，只当于脾胃求之，始免杀人之咎。东垣云：补肾不若补脾。此之谓也。然调理脾胃之法，须明五行化气制克之理。譬如木乃水生，独水不能生木。水为木之母，克水者土，则土为木之父，水土相兼，则少阳木生，此河洛生成之义也。若脾土衰耗之人，金失所养，水枯火炽，木且成灰矣。

凡补泻法，泻其有余，因不足者泻之；补其不足，因有余者补之。譬如木盛因于肺亏，当泻南方以制肝，使火无相克，则肺自清。金衰因于火盛，火盛则水亏，当补脾以养金，则水自生长。盖土常不足，最无有余。气血贵于中和，偏胜者乃邪伤也。泻其有余，是泻邪也；补其不足，是补正也。气有余者，非气也，火也，初因气不足，渐化为火，烧烁真阴，为害滋大。人之一身以血为主，血以气为先，当补血中之气，四物加肉桂；补气中之血，保元汤加减。治病不可忘血，亦不可忘气。忘血则四肢不能用，忘气则体无管摄。平和之药，气血疏畅，宜多不宜少；寒热之药，不过却病，宜少不宜多，多则大伤脾胃。虚中有实，正虚生实邪；实中有虚，实邪由虚至。实以泻为补，虚以补为泻。言不能尽，学者研究之可也。东垣《脾胃论·盛衰用药禁论》岂可不熟读乎？

虚损误药之辨

凡得劳心、嗜欲、七情、饮食、纵酒、饥饱过度，此内伤也。初不自觉，久则成患，以致身热、头痛、恶寒。或因微热，脱换衣服，凑理不密，易感风寒症，类伤寒实非伤寒。医不明此，骤用麻黄、紫苏、荆芥大发其汗，热未退，仍以寒凉泻火之剂，下陷清气，浊气转升，故食下腹满，又大下之，故中愈不足，以致汗多亡阳，下多亡阴，阴阳耗散，死不旋踵，实医杀之耳。

伤寒发表，汗透而愈。内伤寒热，间作不齐，发热而微汗至颈，或至脐而还，口不知味，似疟非疟，或兼泄泻，医与诸伤寒药不愈，如是者名曰内伤。杂病多端，汗而又热，热而又汗，亦头痛发热，或自语烦躁，不思饮食，遍身骨痛者，用补中益气加羌活。或泄泻而热不退，此阳虚也，补中加附子。头痛甚，加蔓荆子、川芎。或无汗而热不退，亦补中。或咳嗽痰中带红，亦补中。此病里虚不足，反用汗下清利，死可待矣。内伤病中，有泄泻、呕吐、腹胀、疼痛、咳嗽、清涕，四君加和中散，无有不效①。

元气藏于肾中，静则为水，动则化而为火。肾者肝之母也，元气足，则肝子足，以承乎心。心为主，神明出焉。元气不足，心神失养，相火抗拒，脾土受亏，金衰木

---

① 无有不效：翰文斋本其后有"和中散方已见于《慎柔五书》汤方门中，兹不录"。

旺，诸脏皆病矣。唯胃气不绝，用药力以培之，庶可几幸万一。生脉散用参、芪或保元之类是也。但见潮热，宜补中。火炽宜发，用升阳散火汤。虚而不泻，宜血分中补气，保元加滋阴。若泻发困热，宜气分中补血，保元、四君加芍药。泻则加炒松花。如自汗，乃阳气虚，加附子。内似火烁，胸中嘈痛，白术一钱，黄连一分，陈皮二分，神曲为丸细小，临卧时嚼碎，津咽下三十丸，三日愈则止。久泻伤肾，用保元兼四神丸。或腹胀，和中散并补中。脉见平和而病不愈，乃药力未至，不可改换。倘不愈，又脉见细数、紧数，皆邪脉变异，更兼呕吐，不祥之兆也。又口失滋味，不思饮食，不可误作胃绝，是内有虚火，当滋生元气，不可以燥剂助火。盖总以脾胃为主，脾胃四季皆扰，常自不足。伤寒言阳明有余，因火邪郁于胃中，故泻胃中之火耳。

虚损由于内伤，证与外感相似。外感头疼、发热、恶寒，其脉浮紧有力，宜汗解而愈。从表入里，脉洪大，大便燥，宜和解通利之。内伤亦头痛、发热、恶寒，其脉紧数无力，宜补中加羌活。元气一足，邪气自散，羌活领入太阳经而出，前症俱退矣。不效再一剂，自然见汗乃愈。庸医不知此理，仍用发表，汗至颈而还。一旦发似疟，作疟治之。又似痢，以痢治之。更加发热，庸医无措手处矣。伤寒脉洪大有力，内伤豁大似洪而无力，亦大便结燥，仍用清凉、汗下解散之法，大伤脾胃，则肺已亏矣。

咳嗽吐痰，或吐红痰，又作阴虚火动治之。脾土一损，杂病多端，潮热似痢似疟，且脾虚不能统血，而吐血之症成矣。若因火盛，脾阴不足，血枯之症亦不可用滋阴剂，当用救阴之法，阴从阳生、阳从阴长之义，人参、白术、莲子、五味、甘草、白茯之类是也。恶心加干姜，不思饮食加砂仁，胸中气滞加陈皮，泄泻去陈皮，汗多加白术、黄芪，恶寒加肉桂，吐红去肉桂。若泄泻而诸药不愈，胃虚难受药者，陈腊肉骨灰、陈米锅焦共三分，炒松花一分，米糊丸，人参有轻重虚实用之，煎汤送下六七十丸。此法活人多矣。

虚损秘诀

虚损之起，或久遇劳碌，损伤元气，遂发热，渐至咳嗽；或伤风失治，或治之不当，亦成此症；或伤寒汗下失宜，久之遂成寒热之症；或饥饿伤脾，饱食伤胃，治之不当，亦成此症。大凡百病后，发热不止者，亦皆成此症。是皆阳气虚弱，倒入于内，便化为火而发热也。须用保元或四君加黄芪，再加干葛以开肌，紫苏以开皮毛。病未多日者，服十五六剂，则自然汗来。譬如夏天郁蒸一二日或三四日，遂大雨方凉，阴阳和而后雨泽降也。又如秋冬阳气降入地中，则井水温暖，至春夏阳升，则天地和暖，万物化生，井中水冷彻骨矣，何内热之有？损病初发十数日间，未经寒凉药，可用火郁汤、升阳散火汤及补中益气汤。若久之，则火郁汤不宜用矣，保元、四君继之，此为第二关。盖元气已虚，只助阳气，不宜散火。误以当归、地黄补血，并黄柏、知母苦寒有形重味，反伤无形阳气，阳气愈弱愈不升发，阳绝则阴亦随之而绝。损病之死，职此故耳。

损病六脉俱数，声哑，口中生疮，昼夜发热无间。经云：数则脾气虚。此真阴虚也，第三关矣。则前四君子、保元汤剂投之皆不应，须用四君加黄芪、山药、莲肉、白芍、五味子、麦门冬，煎去头煎不用，止服第二煎、第三煎，此为养脾阴秘法也。服十余日，发热渐退，口疮渐好，方用丸剂。如参苓白术散，亦去头煎，晒干为末，陈米锅焦打糊为丸，如绿豆大，每日服二钱，或上午一钱，百沸汤下。盖煮去头煎，则燥气尽，遂成甘淡之味，淡养胃气，微甘养脾阴。师师相授之语，毋轻忽焉。

损病汤药加减法

有汗用黄芪蜜炙，无汗煨用，胃虚米泔水炒用，表畏寒酒炒，嘈杂乳汁制。表虚芪多，泻火生甘草，热盛芪草多，无汗加干葛、防风、升麻、柴胡。久病热不退，去表药，只用保元，血虚加当归，脾虚加白术，渴加麦门、五味，虚烦亦加，不睡加酸枣仁。头痛宜补中，益气加川芎、蔓荆，小水不利加牛膝、茯苓，心神不安加茯苓、远志、酸枣仁，退火多用参芪，虚而动火少加炒黄柏。小便不通或赤或白，用黄柏、知母酒浸炒各一两，肉桂一钱为末，滚水为丸，空心服百丸，小便下异物为验。腰痛姜汁炒杜仲，恶寒加官桂，恶心加干姜，自汗虚寒加附子。内伤发热不退，莫如补中益气加附子，芪草倍之，甘温除大热故也。腹胀恐成中满，补中加附子、姜、桂、吴萸、青皮、麦芽、神曲、枳壳之类，随手用之。虚浮加羌活、防风、茯苓，风能胜湿故也。去病之药不可多服，恐泄真气。人无气不生，气常有余，血常不足，前药皆补血中之气，血无气不行，须用保元。独阴不生，独阳不长，保元者，保血之元气耳。

人禀天地之气，犹恐阳陷于阴分，常使胃气有春夏之令，故宜大升大举，使清阳发腠理，浊阴走五脏是也。盖人以血为主，胃乃生血之源，若元气不足，陷于阴分，则通身化为虚火，变异无常，人死莫知其故，何也？人天庭属阳，下体属阴，天庭一倒，其死即速者，上阳不生而阴气绝也。故天之阳气上升，即地之阴气不绝。人之阳气升举，即血之阳布于四肢，何病之有？倘阳一不升，则气凝涩，诸病生焉。圣人固不过升降浮沉之法耳。

虚损诸病，久之皆属脾虚，脾虚则肺先受之。肺病不能管摄一身，脾病则四肢不能为用，谨养脾气，惟以保元气为主。或前从疟、痢、吐、泻变症，总从脾胃治，则保元兼温肺，勿用血药。盖纵有杂症，火起不必去火，有痰不必治痰，宜参苓白术散加减。腹痛加干姜；腰痛加益智、吴茱萸少许，腹中疼痛亦宜；胃不思食加砂仁、木香；嗳气，神曲。腹胀，和中散加六君子。久病以温补为主，病急则缓治，攻则散离。书曰：大毒治病，十去一二；中毒治病，十去其五；无毒治病，十去八九。

慎斋先生内伤治法，凡邪火逆行，上乘脾位，用吴萸炒黄连者，以黄连泻火，归于其位，所以木沉则火降也。

凡内伤，清气下陷，阴火在上者，若用寒药，则阳愈陷，火愈炽。火寻窍出，虚者受之，或目痛，或耳聋，或齿痛，从其虚而攻之也。

东垣升阳散火汤、火郁汤。东垣云：阴覆其阳，火不能伸，宜汗之。《经》云体若燔炭，汗出而散①者是也。升阳散火汤：甘草生二钱、炙三钱，防风二钱半②，柴胡八钱，升麻、葛根、白芍、羌活、独活、人参各五钱，每服五钱。火郁汤③：升麻、葛根、白芍、柴胡根各一钱，炙草、防风各五分，每服五钱，葱三寸。

脉弦而数者，此阴气也，风药升阳以发火郁，则脉数峻退矣。凡治此证，脉数者，当用黄柏，少加黄连、川柴胡、苍术、黄芪、甘草，更加升麻，得汗则脉必下，乃火郁则达之也。

慎柔云：此二汤，宜于初发热之时，未服药之前，元气未伤，服之若神。若已经服过寒凉，已伤元气，火气亦馁者，服此反祸于人，无益也。盖虚损初时，可以发之，故劳证内二方不与焉。

---

① 体若燔炭……而散：语见《素问·生气通天论》。
② 二钱半：翰文斋本作"二钱"。
③ 火郁汤：原方无剂量，据翰文斋本补，药之次序亦据翰文斋本调整。

痨瘵第四

痨瘵脉，酉戌时洪盛，寅卯时细弱者，阳气虚陷也。忌服苦寒，损其阳气；当以助阳之剂，复其寅卯之位，微加泻阴火而已。

若服寒凉，证虽大减，脉反加数者，阳郁也。宜升、宜补；大忌寒凉，服之必死。

右脉大，用保元汤；左脉大，用六味汤。不减，若燥者，以瓜蒌、生甘草散润之。

久病咳嗽气喘，若脉洪数，不可即用补药。如服之，虚火一退，多令人痿倦不起。须先用独参汤以接其气，数日后，数脉渐退，方与调理为是。

总论

夫痨者，劳也，非一端可尽。或苦心竭其心脾之神志，或酒色竭其肝肾之真阴，或久痢、久疟、伤寒、伤暑诸症，治之不当，损其气血，伤其脾胃，五脏干枯，燥而火起，以致发热，则金受克，大肠先结燥，而水之源先涸矣。宜见症见脉，用药果当，无不愈者。若初热未甚，继以治法之非，久之即成蒸病。蒸者，如甑之蒸，热之极也。然使初病元气尚强，脉气尚旺，照古方用五蒸汤加减二十三蒸之法，亦无不验。治蒸法服之，病稍退，又当察症、清心，参用痨病治方，不可造次。蒸病或十日、半月热极，致骨中血凝，便化为虫。张仲景立祛血之法，不使凝血化虫，䗪虫丸、百劳丸是也。倘治之不得其序，不能

医学粹精

一七四

祛血，血化为虫，是时病人脉气尚冲，精神尚旺，犹可救也。如声哑、喉痛、寒热大作、脉细而数、不思饮食、精神视听，俱不能支，皆属不治。又有火郁、痰凝、气滞、咳嗽、发热、气喘，葛先生保和汤、保真汤次序用之。火散，痰开，热退，总归八珍汤调理。又有吐红、咳嗽，脉虽数有神，不至于蒸蒸作虫者，脉洪、脉数，虚虚实实，通变在乎心灵矣。五蒸汤：人参、黄芩、知母、地黄、葛根、煅石膏、粳米、麦冬、甘草、浮小麦。

骨蒸由气虚不能化血，血干则火自沸腾，肉如针刺，骨热烦疼，或五心俱热，或两肋如火，或子午相应，或昼微恶寒而夜反大热。虽肾经所主，传变不常，蒸上则见咳喘、痰血、唇焦、舌黑、耳鸣、目眩等症，蒸下则见梦遗、淋浊、泄泻、腰疼、脚疼等症，蒸中则见腹胀、胁痛、四肢倦怠等症。

不问阴病阳病，日久皆能传变。男子自肾传心、肺、肝、脾，女子自心传肺、肝、脾、肾，五脏复传六腑而死矣。有始终只传一经者，有专着心肾而不传者，大要以脉为证验。

凡气血劳倦不运，则凝滞疏漏，邪气得以相承。又饮食劳倦所伤，则上焦不行，下脘不通，热蒸胸中而内热生矣。凡颈上有核，肠中有块，或当脐冰冷，或无力言动，皆痰涎结聚、气血凝滞之所致，故以开关启胃为先。盖关脉闭则气血干竭，胃气弱则药无由行。但阳虚不可偏用辛、香、丁、附之类，阴寒不可用苦寒。古方有开关定胃散，今亦难用，窃其意推之。

虫为气血凝滞，瘀血化成，但平补气血为主，加以乌梅、青蒿、朱砂之类，而虫自亡矣。紫河车丹、紫河车丸、青蒿膏、蛤蚧散、天灵盖散选用，惟度其虚实为主。

凡体虚者，宜先用补法，扶其元气，然后用王道之药，佐以一二杀虫之剂，如化虫丸、使君子丸之类。或追虫后，而继以温补亦可，不然则虫去而元气亦散。

传尸之说，不必深泥，历观痨瘵，皆因酒色之类损伤心血，以致虚火妄动。医者不分阴阳用药，病者不思疾由自取，往往归咎前因，甚则疑及房室、器皿、坟墓及冤业飞尸递相传疰。古人亦云：痨瘵三十六种，惟阴德可以断之，不幸患此疾者，或入山林，或居静室，清心戒欲，专意保养，庶乎病可除根，不然即服药不效。

痨虫须分五脏，常居肺间，正所谓膏之上、肓之下，针之不得，药之不行，只宜早灸膏肓、四花为佳。若蚀肺系，则咯血、吐痰、声嘶、思食无厌。病患至此，未易疗治，当参究古法九虫及一十八种虫名之异，并紫庭取虫诸法。

昼热行阳二十五度，大抵柴胡饮子；夜热行阴二十五度，四顺饮子。平旦发热，热在行阳之分，肺气主之，故用白虎汤，以泻气中之火；日晡潮热，热在行阴之分，肾气主之，故用地骨皮散，以泻血中之火。

凡治痨症，或男或妇，若淫火不退者不治，不必治之。骨蒸痨者，由积热附于骨而名也，亦曰传尸、痁滞、复连、无辜，其名不一。此病皆由脾胃亏损所致。其形羸瘦，泄利，肢体无力。传于肾，则盗汗不止，腰膝痛，梦鬼交侵，小便赤黄；传于心，则心神怯悸，喜怒不时，颊唇赤色，乍热乍寒；传于肺，则胸满短气，咳嗽吐痰，皮肤甲错；传于肝，则两目昏暗，胁下妨痛，闭户忿怒。五脏既病，则难治疗。立斋云：前症多因经行胎产，或饮食七情而伤脾胃之所致，又或病后失于调摄而成也。

血风痨症，因气血素虚或产后劳伤，外邪所乘，或内有宿冷，以致腹中疼痛，四肢酸倦，发热自汗，及妇人月水不调，面黄肌瘦。当调肝脾气血为主。

东垣云：喜怒不节，起居不时，有所劳伤，皆损其气。气衰则火旺，火旺则乘其脾土。脾主四肢，故困热懒言，动作喘乏，表热自汗，心烦不安。当病之时，宜安静存养，以甘寒泻其热气，以酸味收其散气，以甘温补其中气。经言：劳者温之，损者温之。《要略》云：平人脉大为劳，以黄芪建中汤治之①。

冷劳者，气血不足，脏腑虚寒，以致脐下冷痛，手足时寒，妇人月水失常，饮食不消，或时呕吐，恶寒发热，骨节酸疼，肌肤羸瘦，面色痿黄也。但此症有内外真寒、

---

① 喜怒不节……汤治之：语出金·李东垣《兰室秘藏·劳倦所伤论》。

内外真热，亦有内真热而外假寒、内真寒而外假热之症。

热劳，由心肺壅热，伤于气血，以致心神烦躁，颊赤头疼，眼涩唇干，口舌生疮，神思昏倦，四肢壮热，饮食无味，怔仲盗汗，肌肤作疼，肢体酸痛，或寒热往来。当审其所因，调补气血，其症自减。

医案第五 采录十之二三

刘某夫人年及三十，禀体元弱，未病十日前，身如舟中行，后忽遍身痛，脐下痛，牙关紧，不言，目瞪，汗出，大小便不通，身热。延予视之，诊其脉俱浮细，来往不定，一息十余至，重按则无。退而思之，外证皆属阳虚，脉又无神，脐下痛甚，目瞪至死而醒，阳和之气欲脱，而胃气虚升降失司，故大小便不通。且东垣云：里虚则急。以此思之，则内外俱虚，宜先建中，将四君去茯苓，加归、芪各二钱，熟附二分。午前服一贴，遍身疼痛稍缓，而小便溺矣。申时又进前剂，汗止，遍身痛已，大便亦通。但脐下痛不减，及两胁痛，此阳虚也，寒甚也。又加附子五分，脐痛止矣。但大便了而不了，有欲出不出之状，正东垣所谓血虚，加归身，一帖而愈。

予四弟永穆，年二十七岁，忽患痢下红，腹痛后重，已三日矣。来取药，付以芍药汤一贴，香连丸二服，不止。反增心口如刀劂[①]，当脐腹痛，肛门痛亦剧，声撼四

---

① 劂（lí离）：割。

邻，自分必死，告母诀别。因整囊往乡视之，昼夜不得卧，次数难定，日下红血一桶，痛不可忍，发热流汗，不食。脉之，六部俱豁大，浮中沉无力，四至。予曰：虽痛虽发热，脉无力，已虚寒矣。古人云：脱血益气。此症正宜。遂用六君子汤一帖，次投异功散加升麻三分，木香五分，炒干姜五分。一剂去后觉疏，痛亦可忍。至五更，腹痛如前。予曰：此药力尽矣。急煎一剂与之，比前愈疏，痛亦减七八，即酣睡至日中方醒，云：不甚好过。予又曰：此药止能支持一觉。再煎与之，遂安。寝至晓，心腹痛止，后重亦可，还服前剂而愈。一二日后因吃鸡肉，仍前腹痛红肿，秽下不止。又三日，病势笃极，复报予诊之。脉三至余，浮无沉，按之则大，脾命脉微。与补中益气汤，不应。此虚脱之甚，加御米壳一钱亦不应，下如洞泄，流汗发躁，尺脉渐欲收短。予亦慌，急令人二更后往城取参，至早归，补中益气加人参二钱，服之，下咽觉惯。此正气欲复，邪气欲退也。顷之精神顿增，痢稍缓。恐再作，又一剂，下注、昏惯、发热躁诸证渐缓，脉亦有神，短脉退。寻思久之，古人云：久泻久痢，汤剂不如丸散。即合参苓白术散与服，觉疏下。至下午复躁，予亦无奈。再脉之，左尺脉如火射状，此阴虚火动之象。与加减八味丸五六十丸，精神觉爽。顷之又下八九十丸，睡至天明，病去十七。方信立斋师加减八味丸治水涸之证，即令朝暮服此丸，复合参苓白术散，渐愈。复劳，觉小便痛，想动色事故耳。服以逍遥散、门冬、五味子而平。

汤如玉，母怀七月而生，后每大便甚艰，须二三时方安，百治不效。予谓属肺肠气虚，不能吹送，欲来不来，乃脾虚也。脾主信，欲来不来，无信也。当补脾肺，使各施其令，而吹嘘之气自如。调理果数月而愈。

一妇年五旬，二寸浮洪，二尺小，右关弦，不思食，头眩。余曰：二寸浮洪，病主头眩，亦主上膈不清。此阳气虚而越上，不能归根复元，以致丹田气虚寒，不能温养脾胃，是以右关脉弦，饮食不消而少餐也。理宜敛阳气归于下焦丹田之内，下焦温暖，脾胃自健，水谷自化矣。用桂制白芍六分，五味子二分，白茯一钱，紫苏五分，黑姜三分，人参五分，杜仲一钱，破故纸五分，炙草四分，汤炮半夏一钱，加煨姜，十余剂而愈。

蒋怀劬，年六十，素吐白沫，已数十①矣。忽喉中有噎意，神倦，食不贪，脉二至来，三五至即止，如雀啄之状。此元气大虚，不能嘘吸周回耳。用六君加肉桂、吴茱萸、干姜，二剂，则脉连续而不止。又二剂，反加浮洪粗大，数八九至，发热，口舌碎，乃虚阳上越之证。脉已犯难治之列，且吐沫，肾水泛，脾虚失统也。用十全大补加半夏、陈皮、吴萸，四剂，浮洪顿减，病亦稍退。稍劳即复，服数剂复减，再劳又如故。至两三月后，药亦不受，

---

① 十：翰文斋本其后有"年"字。

亦不效，五六日而殁。先贤云：粗大之脉难治。书此以证之。

三月间，予六弟年九岁。先于二月十八日病痧，痧退发热不已，不餐饭食，唯饮冷水数口，少顷即出。延至三月来报。余思之曰：不思食，脾胃虚也；欲饮水，热也；少顷即吐，中虚假热也。且兼吐酸水，此木旺土衰之病。以六君加姜炒山栀、泽泻、小柴，二剂，住少顷，复热。此中气虚极，得药力则退，药衰复热，此药力少而病气重也。往诊之，脾胃脉细弦而迟无神，五六至不定，左三洪漫，喘气昼夜不休，遍身发热，云：十余日不更衣矣。遂胆导一次，出粪不黑而带溏，非真元之热，乃脾胃气虚不能升降耳。小便赤涩，欲便则叫呼，痛楚之极，乃阳气馁而下陷，升降失司，气化失职所致。用补中合六味汤三帖，加麦门冬、五味子，喘气即止，热亦退，唯小便涩痛不已。仍用补中益气加麦冬、五味、牛膝、车前、干姜炒黑，清肺生水，升阳益胃暖中。一剂，小便出血，并血块若干，乃邪火煎熬，阴血干枯而成也。又二剂，痛止，饮食顿增，全愈矣。余曰：用前剂而获如此之效，岂非补脾养肺，金盛生水，气化自出之谓乎？了吾先师云：无非清气下陷，不升不降。此翁谆谆言之，治百病无不验，谨识此，以语后昆①。

---

① 后昆：后代。

张敬山夫人，年四十外，病已八月多矣，遍身肉尽脱，气喘不思食。延余视之，六脉俱和缓有神，四至。虽名有胃气，经云：形肉已脱者不治，脉不应病者死。姑用六君加门冬、五味、干姜，二剂。初觉不安，顷之遂鼾睡，气喘亦疏，声亦响亮。复诊之，六脉俱细，脾肺二脉似来似去，欲脱之象，此的为死候矣。再三谛询，彼云稍可，但不思食耳。予思此脉比前反退，甚是不宜，又勉进前剂一帖。又泻，增胸膈饱闷，且不纳水汤，此中气已虚，不能输运，遂查历日，乃乙巳日，今晚死矣。重于甲，卒于乙，此五行之定制也。已而果然。友人薛理还云：久病脉有神，服药顿退，此决死之病，正如灯火之将灭，反愈明而处绝耳。

丹涂王盛之，年三十余，六脉俱九至，外证则咳嗽、面赤、懒言、怕闹。病已年半，从前苦寒之剂不记数矣，此真气已虚而脉数也。经云：数则元气虚，数则脾气虚。又云：数则有热而属虚。是皆不足之症。六脉中又脾肾二脉洪大，此金虚不能生肾水也。理宜补肺金，生肾水。水旺则制火，金旺则生水平木，木平则脾土盛又生金矣。此正治也。乃与云：兹症服药十四五帖，或念①帖，当有汗出，此阳气升而经络通矣。汗后即当倦八九日或半月，此邪退而正虚也。或十日、半月，元气渐复，倦态方去，自

---

① 念：二十。

后服温补脾胃之剂。又当痰动、血动，或发肿毒，或作泻。此数者，听其自来，乃脏腑邪气欲出，发动流行之象也。倘不预言，恐变症多端，患者惊骇耳。因与以补脾生肺滋肾水之剂五六帖，数脉不减，此真元虚而燥也。即以前剂去头煎，服二煎、三煎，不十剂而数脉退去。此时虚火一退，中气便寒，以六君子加姜、桂五六帖，脾气运动，痰饮便行，归于腰胁、肝肾部分，大痛。邪之所凑，其气必虚，益见肝肾虚矣。令外以盐熨，内服二陈加桃仁、延胡索、薏苡仁二帖，大肠见痰血而痛止，复用补脾六君加五味、白芍而愈。倘不预明此理，则变出胁腰痛时，便没主张矣。

　　一妇年五十，小便时常有雪白寒冰一块，塞其阴户，欲小便，须以手抠出方溺，否则难。予曰：此胃家寒湿也。缘脾胃虚寒，凝结而下坠，至阴户口而不即出者。脾胃之气，尚未虚脱，但陷下耳。用六君加姜桂，不念剂而愈。

　　左光禄丞年及四十，两目俱瘀肉满珠，他医与以祛风散热之剂不效。余谓：脾主肌肉，此脾胃肉滞也。以桃仁泥二钱，枳实一钱五分，连翘一钱五分，玄明粉二分，白芷二分，山楂肉一钱五分，晚上日服一帖，至十帖而全愈。余以此方治数百人患此者，俱未尝不效。第先曾服苦寒之剂，已伤脾胃，不思饮食者，禁不可与。如勉用之，则眼必坏，且致虚损。如患此症，服过寒凉已伤中风，且宜静养守之，亦得渐退，不可造次，致于失明。盖此症医者罕识。阳明多血多气之经，而《经》云：血实宜决之①。此方决之之意也。如患者脾胃素虚，必欲服之，或间日一帖，间两日一帖可也。急服则损目伤脾矣。

一女人胎八九月矣，忽腰痛甚。诊之，六脉俱细，二尺俱涩且弦。予疑之，视其怀抱不虚。予曰：虽是胎，恐难产，亦恐或堕。后遇查育吾先生诊，亦如余言。以养血气药与服，遂得如期而产一子，然不基而亡。观此女素禀弱，勉得胎孕而乏其滋养，宜如此之克验也。

侄男甫六岁，三月间发热三日，左面上心胃经部分出痘一颗如鹅眼大，右眼弦胞皮上一颗，不甚发而没，余有细红筋数条。至五六日不贯浆，发热烦躁，昼夜不睡，肚饱咬牙，寒战抽搐，时刻喊叫不安。余视之，六脉俱八九至，幸大便不泻。予思曰：肚饱者，脾胃弱，不能输运毒气也。烦躁者，肾水不足而有火也。抽搐咬牙者，水不能生木，枯木生火，风木摇动之象，乘其所不胜也。大法当先保元气、清肺金、生肾水，水旺木滋而火自息。遂定方名保七六三汤，保元汤七分，六味汤料三分也，加门冬、五味一帖。鼾睡半日，醒而复躁，复半日，遍身如蚊啮之状甚细。又照前一帖，复睡如前，醒复烦不安。予曰：鼾睡者，得药暂元气少复，邪气少退之故。复烦者，里毒未

---

① 血实宜决之：语见《素问·阴阳应象大论》。

尽出也。复用参芪四圣饮一帖，浆足黄如蜡色。又七八日方脱靥。古云：三日热，三日透，三日齐，三日浆足，三日脱靥。此为正气不虚者言也。虚而邪盛者，不拘于此。余曾见咬牙寒战，俱弃之不医，而诸书亦云难治。唯立斋先生有治法不拘，此神化再出，非庸医可观其一二者。

叶少池令郎，年十五，发热，足不能行，且痛。予诊之，六脉俱数十至，二尺弦细。此血虚发热，兼湿有寒。用逍遥加酒柏三分，苍术一钱三分，吴茱三分，二帖全愈。余不意应效如此之捷。

陈 氏 笔 谈

清·陈嘉璪 撰

笔谈小引

造物与人以五官百骸，而智慧生焉。人之所以灵于万物者，心而已。然古人与今人同一心思，而古人仰观天文，俯察地理，创制立法，以及三教九流，百工技艺，无一非圣人作也。后之人循其规矩，亦步亦趋，且有学焉而不成，习焉而未解者，今人不及古人远矣。予幼读诗书，习举业，非无功名之念，而质薄多病，遂留心岐黄之学，不远数百里，访求名医，遂得真传，因思圣人之道，成己便能成物，医道亦然。迄今三十余载，虽不敢谓度越前人，而不肯为成法所拘，每于静定中，察夫天地阴阳之理，与病情之变化，觉前人之说所未备，而为吾心所独得者，辄以笔代舌，微露其端，借不律①为生涯，资人世之谈麈②。虽街谈巷议之俚言，坐井观天之鄙见，而心有所得，必将质之高明，不敢藏其鄙拙，选存已二十首。倘遇聪明正直之士，正其得失，扩吾所未闻，俾得深入精微之奥，则人情物理，变态百端，何难触类而通，以发挥夫古昔圣贤之神奇，而于造物生人生物之理，或亦少有补于万一哉。

时康熙三十三年岁次甲戌新秋陈嘉璆友松氏漫题

---

① 不律：即笔。
② 谈麈（zhǔ 主）：清谈。

笔谈 医案传心录嗣出

致病论一

人之一身，不能无病，所云风寒暑湿燥火为外感，喜怒忧思悲恐惊为内伤，皆其自致者也。若五内调和，元气充足，血脉生长，又有水谷之精华固护其身，何病之有？乃起居不慎，或溽暑过于纳凉，或严寒失于周密，或恣啖生冷荤腥诸物，加以房欲不节，任性好勇，恼怒忧思，遂致邪入身中，百计驱之不得出，愈发散愈虚弱。盖外邪虽出，元气亦从之而耗也。屡消导，屡受伤。盖克削太甚，元气亦从之而亏也。至若内伤诸症，势必用补，而其间或夹杂痰饮、咳嗽、发热、虚火诸症，使医者难于措手，既难专补，又难全泻，缠绵岁月久而不愈，元气耗散多矣。此犹为医之得当者言也。若不得其法，内伤误认外感，当泻而补，当补而泻，祸不旋踵矣。夭促之根，实由于此。由是观之，与其得病而求医，何如善养而却病。一切风寒暑湿，避若寇仇①，其忧怒房劳，视如毒螫，平心静气，保全寿命，岂不休哉。

蔬谷肉食论二

人所赖以养生者唯五谷，而以蔬菜和之，极为有益。五谷令人饱腹，但谷性粘腻，艰于运化。蔬菜入腹先化为

---

① 寇仇：仇敌。

水，则谷食松而易消，乃高粱之家竟有鄙蔬菜而不食，非肉食厚味不下咽者，不知肉性更粘腻。或饱食后而加以恼怒，则生痞、生痰。或纵以房帏，则精血散乱，百病皆由此生矣。试观藜藿①之人，反能无病，虽病亦易愈，非其验欤？唯高老人精血渐稿，饮食少味，藉此作羹，以充养人身之血肉，所谓同类相求也。故圣贤有七十食肉之训，此不是为老人开荤，正是要少年惜福。然亦不可太过，过则腻膈而生痰，无益而有损矣。若病人邪气已尽，精血不充，亦可借以润泽其枯燥。故仲景有猪肤汤，专为润燥而用。然不过每日一啜之耳，若不论早晚，非肉食不餐，致病未必不由于此，养生者其知之。

药论三

尝观药物之性，自草木以及昆虫、金石之类，皆偏于一者也。或散或消，或寒或热，或补或泻，无一而非偏也。故有是病，不得已而用是药以攻之，病去即非常用之物也。如将帅用兵，必有贼掳其处，方发兵以攻之，贼平则已。若无病而服药，岂有无贼而发兵之理乎？故不特消散寒热之类为偏，即纯补之物亦偏也。若木元不虚，何补之有？乃世人偏僻之见。喜泻者，闻硝、黄而心悦；喜补者，得参、芪以神愉；畏热者，闻桂、附而心已震惊；畏寒者，未见芩、连而胸先痞塞，岂不惑哉？故有是病而用

---

① 藜藿：贫贱之人。

是药，不可妄执己见而偏于一也。是在操司命之权者善用之耳。呜呼！圣医吾不得而是之矣，得见善医者斯可矣。

人身小天地论四

人身一小天地，人皆以为头象天，足象地。夫头象天是矣，若云足为地则不然。天至高，头亦至高，故云象天，然天一清气上浮耳。若清气之上更有天，即佛典所谓清空之上有三十三天也。上有楼台殿阁，人民居址，诸佛菩萨尝至其所，诸天龙神皆来听法。东西南北，各有八天，其最高一天，为焰摩天，以故人身之头象之。但天之下，有日月云雾，人身当以何物象之。经曰：肺为生气之原，心为君火。又曰：君火以明此生气者，非云雾之象乎，明者非日月之象乎。又云：地气上为云，天气下为雨①。人身胃气蒸腾，上熏于肺，则肺金方生水下降，非为云为雨之象乎？若以足为象地，《经》曰：四肢为诸阳之本②。地属阴，不可以足之阳象之。且手足为运动之体，地主静，又不可以足之动象之。盖人身中之有胃，则地之象也。地中有水，则肾之象也。胃之内，大无不包，小无不入，水谷并行，犹地之厚载万物也。至胃之下有肾，犹之穿地得泉也。冬至一阳生，从地而升于天，人亦从肾中一点真穴，渐次上升也。岂有从足上升之理哉？管见如

---

① 地气上为云……为雨：语见《素问·阴阳应象大论》。

② 四肢为诸阳之本：语出《素问·阳明脉解》。

斯，不知博雅君子以为然否。

水旺于冬论五

《四时正令》云：春木旺，夏火旺，长夏土旺，秋金旺，冬水旺。春夏秋三时无论矣，惟水旺于冬之说不能无疑。试观江河沟渠之水，至冬皆浅涸，何以言水旺于冬？及悟人象天地之理，而后知水旺于冬者，犹人身之肾水旺也。夫江湖河海之水，土上之水也，犹人身胃中之浊水也。五六月间湿热盛时，浊水沸腾，胃气往往不清。至冬而真水入藏于地下，故土上之水少，而在下之真水独旺。以故冬令井中之水温，如水之藏肾中，而得真火以温之也。人但见冬令水涸，便云水归冬旺之说谬，孰知归藏土下而为真水旺之理乎？故明于人身一小天地，则阴阳五行，生人生物，何一不与天地相符合，岂徒水归于冬旺之一端而已哉。

阳气论六　计三条①

人身不过阳气、阴血两者而已。然婴儿号曰纯阳，其身矫捷、便利。至老年，则筋骨牵强、步履艰迟、涕泪自出、眼昏耳聋者，其故何居？曰：不过阳健阴钝之理而已。人身以气为主，气若充足，则周身皆元阳所到。血附气而行，自然四肢百骸无不周遍而健捷也。然人必赖饮食以生，饮食入胃，其清者上升而为气，即以气之有余者下

---

① 计三条：原无，据目录补。

降而为血，其渣滓浊物从大小便泄去，是吾身元气常在也。乃稍有知识，即耽嗜欲。精者阳气所酿而成，古人以精气神合为一物，此精日泄，则肾中之真阳渐微，而不能成收藏之用，遂致浊气上攻于胃。若脾胃无亏，犹得潜行嘿夺，运去浊气。若脾胃有亏，乘此浊气上攻，渣滓滞而不化，即生痰留饮，以致上焦最清之处，混而为浊。久之上攻头面，遂有眼昏耳聋、头重脚轻诸症出也。即此推之，其为阳气虚、阴气盛无疑。阳气虚者，以胃中不能生阳，上焦宗气为胃中浊气所乱也。阴气盛者，非谓真阴自盛，盖以泄去阳精，而阴中之浊气不藏而上攻也。此时急宜扶其元阳，保其胃气，使脾胃壮盛，然后能复升清降浊之职，则上焦元气不伤，自能下降而生阴血矣。医者每贱阳而贵阴，动辄用滋阴诸药，不知阴药多滞，胸中既多痰饮不降，而反扬其波，而浊其流，岂能愈哉？如婴儿阳气充足，食即易消，生长甚易。至十六岁以后，即身中尝有所去，然赖胃中阳气健运，犹易生长。至三十以外，犹不衰。四十以后，所泄既多，生长亦不易，更以人事劳怒等扰其胃，则阴气渐盛，阳气渐衰，遂有迟钝诸象见矣。此皆阴长阳消之验也。《内经》曰：阳气者，精则养神，柔则养筋[①]。又曰：阳气者若天与日，失其所则折寿而不彰。又曰：年四十，而阴气自半也，起居衰矣。年五十，体

[①] 阳气者……柔则养筋：语见《素问·生气通天论》。下文"阳气者……而不彰。"同此。

重，耳目不聪明矣。年六十，阴痿，气大衰，九窍不利，下虚上实，涕泪俱出矣①。此段妙文被后人注坏。其言阴气自半者，盖言浊阴之气有半，夺去元阳之半，非谓真阴尚存其半也，故起居衰。五十则阴气更甚，直至头面，故耳目不聪明。至六十则阳气夺尽，仅存浊气，下焦之阳已灭故阳痿，上焦之阳亦无，故气大衰，九窍不利也。经文妙旨如此，奈何动辄补阴，殊不知阴无阳则不能生长，所有者死阴耳，焉能生人、生物哉？仙经②曰：阳气一分不尽则不死；阴气一分不尽则不仙。所以人死曰断气，不曰断血。可见阳为人身之宝，而不可须臾无也。善摄生者，于少年时，常保其精常，精者，命门之阳气也，不然何以不谓之阴精而谓之阳精耶。常调其胃。至中晚年，常服健脾保气之药，使阳气常存，浊气渐运。务使阳气旺，阴气消，则耳目聪明，身体强健，保合太和，长有天命矣。

或谓四君、四物乃补阳、补阴两大法门，不可偏废。若专补元阳，岂四物遂弃而不用乎？曰：非也。阳有邪阳、正阳两种。邪阳者，外感风寒，阳气被郁，遂发热而成火，此火反能耗阳气，故不但不可用参、芪、术、草，直宜以麻、防等药泄去之。或邪去而热未退，或胃中犹热，或脉沉候无力，或尺中空虚，是为阴虚之热，则用四物以和其阴阳。此审其孰有孰无以调和之，非谓补阴之药

---

① 年四十……俱出矣：语出《素问·阴阳应象大论》。
② 仙经：泛指道教经典。

绝不可用也。吾所以言保阳者，盖谓身中浊阴原盛，故宜急保其阳以驱其阴，非谓世上无阴虚之病也。若阴盛而仍补阴，斯备矣。更可笑者，见有痰滞胸膈不利之症，养阴药内更加枳壳、橘皮等药以耗气，斯则总未明浊阴于阳之理也。若医者于阳不可泄之理了然于中，处处护持阳气，虽日用四物、知、柏等药，自不至于阳有碍，斯为善用药者耳。

按：阳气有三种。一曰宗气，即膻中之阳。此阳属肺，所以通治节而行皮毛，卫外而为固也，即上焦如雾也。此气降下，即为阴血，所谓金能生水也。一曰胃中之阳，又曰中气。食物之精华赖此以上行于肺，所以子母相生而无病。经所谓"温分肉，而行肌肤者"以此，四肢为诸阳之本，亦此胃中之阳气也。一曰肾中之阳，又曰命门真火。精气赖之以温，水谷赖之以腐，尤为人身之根本，不可一刻无者也。大抵发汗过多，即伤上焦膻中之阳；劳碌过多，即伤中焦脾胃之阳；色欲过多，即伤下焦命门之阳。三阳既伤，浊阴独盛，斯时犹不知保其元阳，而汲汲以滋阴为务，其不至于危殆者几希矣。

广嗣论七

世之艰嗣者，每用调经种子等药，往往不效。或云不宜专责之妇人，男子亦有精寒不育者，此说人亦知之，广服暖肾固精之药，而艰者仍艰。然余以冷眼泛观，凡天资刻薄，阴谋害人，交财尖削者，往往艰嗣。是又当存厚道，积德于冥中以待之矣，然有最平易处人往往忽之。妇人行经之后，男子养精畜锐，与交一次，第二三四日即不宜再交，恐胞中遗失也。至第二月经将行前五日，预戒其弗劳碌、恼怒，静养十余日，若经不来则胎已成矣。此时之胎，如荷叶中之露流走不定，一犯房室、劳怒诸事，则子宫不守，必下而为经。世人不识，谓前此未成胎，经又行矣，不知其与小产等也，第二次亦然。久之胎宫遂滑，精虽入，即便滑出，永不结胎，皆自误也。此最显浅易明之理，而人每忽之。或经尽连交数晚，初留者去，后入者遂滑，且男子精气，久蓄则凝而气足，若连媾则清而散矣。又对月经期欲来，胞门未尝不动，此时以房劳、恼怒扰之，则此露珠遂从经而下。此人人所忽者，余于静定中悟出，故特表之，使人人尽获螽斯①之庆，岂不美哉！

远祷论八　远去声

神农尝百草，所以救民命也。人不幸而有病，必延医服药以治之，此正理也。然药止能救有命之人，若命绝数尽，病必拙而不能救。乃世俗之人，不信医而信巫，不求医而求神，不亦惑乎。夫神聪明正直，岂有无故降人灾殃，博人血食之理。世人之病，非外感即内伤，皆其自致，与神何预哉？乃不论何病，不问病从何起，辄请师巫判断，遂至齐天献神，无所不至。贫者虽破家不顾焉，不

---

① 螽（zhōng 忠）斯：出自《诗经·南周·螽斯》。指子孙众多。

知天至尊，唯天子方可祭之，岂庶民可对越者。神亦至尊，即如府县官，亦岂小民所得邀请者。且因此而杀生害命，非唯不能邀福且致祸也。坐令病者，外邪不出，血肉日耗，内伤不补，肌化痰涎，轻者重，重者死矣。犹谓命数当绝，神明不祐也。嗟乎！何愚一至是乎？使得病之初，及早求医用药，使外邪速去，内伤速补，不能全痊，亦必十生八九，既不伤财，又不害命，何其简而且易哉！乃祈祷之风，非特乡愚僻信，即知书达理之士大夫，亦有酷信此事者，噫嘻！时非殷俗，何须尚鬼，彼乡愚不必言，乃正人君子亦蹈此弊，岂非鬼弗祭之文未尝读耶？古有祝由一科，不过以符咒之术禁之耳，然终涉于渺茫，久而不行。唯医学数千百年，兴而不废，亦可见古圣人之源流矣。吾愿当事者先禁祈祷之风，不独民命赖之以安，而万姓之身家，亦赖以保矣，其功泽岂易量哉？

脉药难兼妙论九

《治病之要》曰：切脉曰用药。切脉者，审其六部，何有何无，孰虚孰实，是外感抑是内伤，某部有病，累反某脏，某部无恙。未常受克，再问其病症，一参合之。病与脉合，方敢用药。药者去病之物，犹地方有盗，发兵剿除之；或地方遇荒饥，则发粟赈济之。故药为兵粟之类，而用药之人，犹有司及将帅也。善为政者，治民而民安；善为将者，用兵而寇除；善用药者，治病而病瘳。是皆抱经济之才，出入从心，无往而不如意者也。独怪为医者，遇病之来，不论何经何脏，以药投之，不能中窍。非脉理之欠精，即用药之不当，此为脉药俱差者也。亦有善切脉者，下指即知其病属何经。言之中理，及至用药，不能识药之性情，或分两少而力不专，或品数多而气味杂，遂致不能奏效，此用药之不妥者也。亦有熟读《本草》，深明升降攻补之理，及临病诊脉不能尽晰其精微，以致病情既误，而用药遂至弃有过而罚其无过，此不识脉之过也。甚至止凭利口，文过饰非，或强不知以为知，或诡名之以某病，遂致马鹿相混，病不能痊，甚矣！脉药之难兼妙也。故知医非易事，先须脉理详明，再要药性贯彻。一病到手，诊问相参，务使确而不易，然后用药以治之。必以某药为君，分两独多，稍附以佐使数种。弗令庞杂，方能直攻病所，随到成功，乃为医中之英杰。此三折肱之说也，岂粗心浮气、徒鸣一得者之能仿佛其万一哉？

古方脉论十

古人脉理既详言之，后人自可按图索骥，乃用药之妙，万不及于古人。试观古人立方，止二三味，以至五六味而止。其为君者必用一二两，药味少则专一，分两多则力大。以此攻病，病焉有不服者。盖明医用药之妙，由于识脉之精，其方下不言脉者，以方可设一规模以示人推测，脉则难图一式样以与人描画也。在善悟者领略之耳。且设方原听人加减，未尝执一也。若后人立方，每用十一二味，更有十五六味者，分两止用一钱或八分，有少至三分、二分者，总因胸无主持，故用此拦江纲耳，其能去病否乎？可见用药必宗古圣，味数少而分两多，方得个中之理。

病可兼五虚五实论十一

尝读医书头痛一条，分六经治，谓太阳羌活，阳明白芷，云云。可见一病即分六经也。伤寒一门，仲景分六经治，有成书可考。咳嗽一门，《内经》分五脏六腑之咳各不同，痿痹等症亦然。即此推之，是病皆可分六经而治也，其分法即于脉内求之。予尝以是活法遍治诸病，无不效验。如肿满一症，若诊得肺脉实，则曰肺气被壅，治节不行，遂用开肺之法。肺脉虚，则曰气虚，不能通调水道，下输膀胱，用保金之法。诊得心经实，则曰君火妄动，壅而不下，则用导赤之法。心虚则曰阳神无主，阴气上干，则用助阳养火之法。脾实则曰积滞留中，浊气停滞，则用泻黄之法。脾虚则曰不能运化，敷布阴阳，则用益黄之法。肝实则曰木气过旺，土受其制，则用泻肝之法。肝虚则曰不能行春生之令，以致浊气壅遏，则用保肝之法。肾实则曰阴气填塞，大小肠燥结，则用泻肾之法。肾虚则曰水不闭藏，寒气壅盛，则用保肾之法。以上不过偶举一二，略示一规模，以作断病之法，不可过于拘泥。一症而分五脏虚实调治，于其中必求一语与症理相合，随手用药，无不立愈。即以此法遍治疟、痢、外感、内伤诸症，无不皆然。万病之来，总在三指下，六部内。测其虚实，以灵心与妙手合，然后此中线索已在吾胸中。遂舍病名而寻其瑕，至瑕既成瑜，而其人之痼疾不觉脱然矣。此余一生秘诀，举以示人，不敢私也。犹忆有病疟者，尺脉数而无伦，汗出不止，知其阴已将绝，以黄柏、知母与之，一剂遂愈。又有痢疾者，服诸消导、分利、升提之药几遍，延予时，已奄奄一息。予诊其肝脉紧实，即知其恼怒而起，以牡丹皮三钱与之，遂愈。若不从活法求治，几曾见黄柏、知母能治疟乎？又岂见牡丹皮能治垂危之痢乎？是在解人善悟而已。

脾肾互补论十二

古人有补肾不若补脾，又有补脾不若补肾之说，两者牴牾，后人无从着落。夫补脾之药皆燥，肾恶燥，是补脾则碍肾；补肾之药皆湿，脾恶湿，是补肾则碍脾。故世又有依违两可之法，脾肾双补，用一半燥药一半润药，总不明补脾肾之妙理也。夫脾者土也，土不足则不能防水，水即泛滥而无制，上攻而为奔豚诸症。要知此水泛滥，原系肾水不藏，故邪水干于脾，非真精之上攻也。故用养脾之药者，所以镇定中州，使水不上溢耳。况土生金，金又生水，肾气自足，故云补肾不若补脾也。若脾土原燥，肾气自不敢凌，脾肾两安，何补之有？至补脾不若补肾之说，其中更有玄妙。夫既脾肾两虚矣，而又用补肾润剂，不几脾气更湿乎？要知此乃补肾中之火，非补水也。书有云：木生君火，君火授权于相火。火乃生土，故知非此火则土无以生。古人以此火譬釜底之燃薪最为切喻。釜底火燃，则釜中之物自熟。人身命门与胃同此义也。故八味丸为补肾之圣药，以其中之桂、附能补命门耳。若不知此说而妄用润剂，脾必日败，饮食减少，而欲求肾气之充，其可得乎？

精气神论十三

人身有三宝，精、气、神而已。经云：精能生气，气能生神。又云：气归精，精归化，化生精，气生形[①]。夫"精能生气"一语，颇费揣摩。医书但云：胃中清气上升则为气，从肺回下则化为血，精者血之所化。若如此论，即当云气能生精，何以云精生气耶？且肾藏精，未闻胃藏精也。予以格物之理悟之，如一杯之热水，其气上腾，试以物覆之，则所覆之上尽皆成气。方怡然自得曰精能生气之理如此，夫精者阳精也，阳即水中之火也。倘水中无火，即为寒水，寒水气从何来？故知命门之火为人身生命攸关矣。再以太阳之火而论江湖之水，终日太阳所照，其三伏中河内之水亦热，未见其有气升腾也，即略有之，岂能如釜中及盏中热水之气哉？故太阳之火，且即人身之心火，此火可温养肌肤，使皮毛阳气充足，以敌外来之邪气而已。若欲生土、生金，必藉此命门之火，且精既生气，气又生精，两者循环无已也。至神之一字，即人生日用常

---

① 气归精……气生形：语出《素问·阴阳应象大论》。

行，流动充满之谓。有此精气互生，而其中自有神居焉。先明此理，然后再论气归精，即气生精也。精归化，即精生神也。化者，经曰：变化不测之谓神是也。化生精，神又能生精也。气生形，气又能生神也。形即神之别名，精言之曰神，粗言之曰形。由是观之，三宝互为子母，生生无穷，其人身造化之玄机乎？

辨手少阴论十四

《经》云：妇人手少阴脉动甚者，妊子也①。解之者曰：手少阴心经，心主血，心脉流利则血足，故知其妊子。予谓不然。夫胞门、子户在于少腹，与大小肠同候于尺部，岂胞门有胎而于心经候出之理。若胞门于心候，犹云心与小肠同诊，落在高阳生窠臼中矣。若云心主血，则肝为血海，肾为生血之源，何非受妊之应，奚独取心经血足，而方断为妊子乎？然则《内经》之说谓何？曰：《内经》原不错，人自错读了。盖以妇人手为一句读断，再以少阴脉动甚者为一句，则自了然。其云妇人手，盖兼两手而言，少阴脉正指肾脉，以肾为足少阴也。经文少一足字，恐手足二字相连，后人误疑，欲诊足脉，方断为妊，故不入足字。其实少阴二字即尺部也。再观仲景脉书，有寸口、趺阳、少阴字。后人误认寸口为手脉，趺阳、少阴是足脉。得程郊倩先生指出云：寸口谓寸，趺阳为关，少

---

① 妇人手少阴……妊子也：语见《素问·平人气象论》。

阴谓尺，原指手上三部，何曾言及足脉？此等妙解岂不深切著明。可见《内经》少阴二字指两尺言。且历观候胎之法，皆从两尺候之。如云：左尺疾为男，右尺疾为女。若以手少阴心经从左寸断之，则此从尺断者，遵经乎，叛经乎？是虽有经文，而不适于用，犹之乎弗读也。予向抱此疑，历询同人，俱无的解。忽于静定之中，悟其句读之误，遂成一句有用之经文，不可谓非管窥之一得也。

土多论十五

尝观《脉论》有四脏中皆有土，而土中亦具四脏之说，固知土不可一刻无也，即六脉皆欲有胃气之变文。胃主肌肉，人之一身从头至足肌肉为多，即脏腑之在腹者，亦肌肉之类也。其皮毛、血脉、筋骨俱介于肌肉内外之间。故以人身之象推之，四脏不可无土。土中亦具四脏之义益明。然人生一小天地，予尝遍观山河大地诸形象，亦皆土多也。如房屋必有基址，以及城池街道，山崖田陌，无不皆土，而四物即杂处于其间。江湖河海象人身之血，百派流通。树木盘郁象人身之筋，遍处维附。太阳中天象君火在上，无物不照。云雾满空象肺金无为，大气包固。而此四者又俱土与为恩，如水有土则不泛，木有土则不偏。偏者，侧也。树木俱藉土以壅其根，无土匪特不生，必欹倾①矣。又如梁栋，必藉墙壁，无墙壁则倾颓矣，是匪特不克而土反为之

---

① 欹（qī欺）倾：歪倒。

用也。克土者，如以木击土，土即碎，此颓土也，非大地发生之土也。可见土必先颓，木方克之，而侮土之木亦枯木也。**火有土而艳艳增光**，君火在上，象日之无所不照。所照者，土多而光明耀目，未必非火土相合之色也。**金有土而生生不息**。五金之矿皆生土，又地气上为云。由是推之，四脏不可无土之义益明矣。妙哉，天地之象与人相肖也。古圣人以土主脾胃二脏，又以脾胃主肌肉，此旨精矣。人之初生，囫然①落地，即思饮食，是身赖以生者，土也；肌肉渐充，身体日长，是所生长者，土也。而木、火、金、水四物，俱随土而生旺焉。迫至年老病惫，亦必先颓其土，肌肉消瘦，饮食不进而终。岂非土衰而四脏皆无所养欤？观此则山河大地之不至崩裂者，以土之厚重而冲和也。人生可一刻无此冲和之气哉？

经络论十六　计二条

人身十二经络，手足三阴三阳，以及奇经八脉。经直行，络旁行，从头至足，虽各有部位，而路道则相通。其头之走至胸、手、足，手之走至头、胸、足，足之走至头、胸、手。譬之通衢之路，东西南北，其间大街小巷，左曲右折，路道无一处不通。有大路之窎②远者，必有小路之捷径者，可以四通八达。其大路非经之直行乎？其小路非络之旁行乎？其四通八达，非走头、走足之谓乎？医

① 囫（huò 货）然：犹忽然。
② 窎（diào 掉）：远。

者先明经之直行，如大路之正直，次明络之旁行，如小路之委曲贯通，则人身经络之纵横，了然于胸中矣。

阻滞一症，如痰饮、气滞、食积、瘀血之类，皆足令经络不通行，以致变生诸症，或痹，或痛，或麻木肿胀等。但经中有阻，脉必见出阻象。明眼者识其阻于某处，先通其经络，俟其气血调和，客症不治而自去。此捷径之门，可为后学隅反之助。

君火以明解十七

《内经》：君火以明①。或作名。辨之者曰：心君一身之主，岂虚名乎？故知明为是。言君火之体，如离照当空，无幽不烛，有文明之象焉。然犹未尽厥旨也。浅而论之，作明白之明。凡五脏唯心最明，四肢百骸，皆为所用是也。若光明之说，以心为火体，如日月然，故以明字加之。然又云：天有日月，人有两目，既以太阳属心，何又以日月属眼。盖人之一身能明者唯目，其心之外候乎。经以眼为肝之外窍。予以为窍则为肝，神则为心。子舆氏曰：胸中正，则眸子瞭焉。胸中为心之部，而以心应眼，正合君火以明之妙义也。且医经以两目眦红肉属心，而凡心经邪热甚者，两眦必生眵，目因之而昏，是又心属眼之验矣。故凡有目疾者，唯邪火炽盛，暴赤之目，当暂用清火驱风。其余一切眼目昏花，及畏日羞明，或岐视与不能

---

① 君火以明：语见《素问·天元纪大论》。

久视者，俱不宜用寒凉降火。但当以活法，百计养其心血，而心自明。心既明，则外窍眼目犹昏者未之有也。

医行难论十八

世之医者，自郡县以至乡镇，未易更仆数，其间岂少明理之士，而道每不能大行。所以不行者，其故有五：一曰时运不齐，二曰处世不善，三曰偏僻成性，四曰药力太迟，五曰利心过重。请申言之。人身之病，难易不同。易者不必言。其犯手难治者，虽竭尽心力，不能成功，往往不言其病之拙，反怪其医之谬。或重症痼疾，非数十剂不能愈。至服药多而未即效，病者心急，更换他医，每因前人药力将到，投以数剂而奏绩，遂归功于后人。故运亨者，所遇多易治之症，所收尽一篑之功，遂致其道大通。而运蹇者所以不行也。夫医家一与贵介相交，未免意气骄傲，遇贫贱之辈、奴仆之流，即有倨而不屑之意，以致誉之者少，毁之者多。世人以耳为目，遂致声名日坏，此不善处世之过也。医理精微神妙，古大家尚有一偏之学，如东垣喜升阳，丹溪喜滋阴，河间专降火，子和唯汗下。世人习一家之言，执而不通，往往误事。如三十年前遍尚滋阴，近又多有矫丹溪之弊。而开手即用桂、附者，不知寒热补泻，各从其病，岂可一例施之，物而不化耶？至于诸药中唯大黄、巴豆之类，服之立应，若补养气血之药，则缓而不能速。如人之于饮食，一日不再食则饥。补药亦然，亦有数十剂或百剂方效者。药味苦劣，人焉肯服至数十百剂哉。又有当补而邪未祛，用一气微汗，一旬微利之法。服至半效，又要汗下以散其邪，此则前功尽废。后虽复用补剂，而效愈迟矣。至于医之为业，虽可藉以养生，亦须取之有道，乃多方谋利者，或合诸丸散，加以美名，高抬价值，遇病之来，毋论贵贱，强取其值。在医者以为得计，而不知实丧良心，且一被人指谪，识破底里，则怨声载道矣。每见有索人重价修合丸料，诡云当用人参、珍珠、琥珀等物若干，而实与以寻常草木之药。虽一时饱其私囊，岂能终身受用哉？呜呼！有此五者缺陷，埋没无数名流。然总因时运不齐有以限之也。人生世上，良心自不可坏，运气又可忽乎哉？

脉症不合论十九

古圣脉书盈篇累牍，一脉有一脉之形象。有余者脉必洪实坚刚，不足者脉必细微软弱，此一定不易之论也。乃后人又有"从脉不从证""从证不从脉"二语。夫从脉不从证者，或证似有余，脉反不足，证似不足，脉反有余，斯为假症真脉。治病但从脉断，亦正论也。若"从证不从脉"一语，似乎止据病医病，不复辨其虚实，甘为头痛医头之医矣。心窃疑之，及历观诸症，竟有极虚之人得洪大无伦之脉，又有微细如蛛丝而反无病，且强健毫无虚意者，此曷以故？及读《灵枢·通天篇》，方知世有五种之人，其略云有太阴之人、少阴之人、太阳之人、少阳之人、阴阳和平之人云云。后细论其性情，细述其针法，予方悟其虽未言脉，其五种人即先天所禀使然。禀于阳者，脉即偏于阳；禀于阴者，脉即偏于阴也。惟阴阳和平之人，其脉辄与病相应，虚实寒热指下了然。故慎斋先生有云：豁大有力必死，非即偏于阳之谓乎？人但知脉弱极者必死，焉知洪大之脉亦为死证乎。故为医者，全要心机灵活，广询博览，方能举而必当焉。则从证不从脉一语，久为有裨之论。

五脏六腑衰旺论二十　附图

东垣常云：三伏之气①，庚金受囚。又云：壬膀胱之寒已绝于巳，癸肾水已绝于午②。虽能随文顺释，究竟不知所谓。后观星书上有长生、沐浴、冠带、临官、帝旺、衰、病、死、墓、绝、胎、养十二项，予恍然悟其生旺衰绝之理，必由于此。盖以人之心、肝、脾、肺、肾，应丁、乙、巳、辛、癸；小肠、胆、胃、大肠、膀胱，应丙、甲、戊、庚、壬。此十字各有长生，如丁火长生在酉，丙火长生在寅，辛金长生在子，是也。以阳顺数、阴逆数之法排定，然后纵横查之，则某脏在某月衰旺之说见矣。医者熟玩之，遇生旺之脏，月令与脉合方可泻；遇衰绝之脏，月令与脉合，方可补。如脏令与脉不合，遇衰绝

① 气：李东垣《脾胃论·卷中·脾胃虚弱随时为病随病制方》作"义"。

② 壬膀胱……绝于午：语见李东垣《脾胃论·卷中·脾胃虚弱随时为病随病制方》。

而反旺，遇生旺而反衰，补泻之间，即宜小心斟酌，不可任意，恐致实实虚虚之祸也。今附其图于后。

	长生	沐浴	冠带	临官	帝旺	衰	病	死	墓	绝	胎	养	
子辛	肺	胆		肾	膀胱		肝	大肠		心脾	小肠胃		十一月
丑			胆肾			膀胱肝			心脾大肠			小肠肺胃	十二月
寅丙戊	小肠胃	肾		胆	肝		膀胱	心脾		大肠	肺		正月
卯癸	肾	小肠胃		肝	胆		心脾	膀胱		肺	大肠		二月
辰			小肠胃肝			心脾胆			膀胱肺			大肠肾	三月
巳庚	大肠	肝		小肠胃	心脾		胆	肺		膀胱	肾		四月
午乙	肝	大肠		心脾	小肠胃		肺	胆		肾	膀胱		五月
未			大肠心脾			小肠胃肺			胆肾			膀胱肝	六月
申壬	膀胱	心脾		大肠	肺		小肠胃	肾		胆	肝		七月
酉丁巳	心脾	膀胱		肺	大肠		肾	小肠胃		肝	胆		八月
戌			膀胱肺			大肠肾			小肠胃肝			心脾胆	九月
亥甲	胆	肺		膀胱	肾		大肠	肝		小肠胃	心脾		十月

按：此十二字，古人以长生起，养字止，大有深意。以予揣之，其言人一生之事乎，据理该胎字起，胎即有生之最初也。胎而后养，养而后长生，长生而后沐浴，沐浴而后冠带，冠带而后临官，临官如树之已花、人之已壮，故临官而帝旺，旺则必衰，故陡接衰字，甚可畏也。衰即病，即死，死即墓，墓则绝矣。绝后又从胎起。一生之事，尽此十二字矣。其不从胎起而从长生起者，仿正月不建子而建寅之意，且以见贞下起元，生生不已之妙。

先严^①行状^②略录

公讳嘉璇，字树玉，号友松。其先世太傅公，自唐入闽，代有闻人，世传理学。公祖霁庭公从曾祖靖山公宦游金陵，赘于上元黄氏，与毗陵邹氏交善。崇祯戊辰，侨寓毗陵卒焉。有子四人，长孝卿公即公之父，以孝义闻郡邑。友松公能读父书，仁孝克成父志，有陟屺^③词三十首，传诵者辄流涕。幼习举子业，目数行下经史八家，手自披录诗文，俱自出心思。嗜古帖，工草书，善画兰，精围棋。尝曰：为人子不可不知医。博访名医，遂得真传，因题曰：草木性灵堪寿世，经书指远可参天。遵祖父训，每旦读《感应篇》。堂妹幼失怙恃^④，勉力备奁资^⑤嫁之。两堂侄幼孤，衣食教诲如己子。俟成立，始归亲族朋友，所负累千金。尝曰：宁人负我，我不可一毫负人。延师课子，备极忠敬，修脯^⑥外求，无不应。尝曰：吾能无惭于比溪公，则幸矣。四十外，致力元门^⑦，终夜危坐，尤精

---

① 先严：死去的父亲。

② 行状：结尾的常用语。谓敬谨陈述。

③ 陟屺（zhìqǐ 至起）：《诗·魏风·陟岵》："陟彼屺兮，瞻望母兮。"郑玄笺："此又思母之戒，而登屺山而望也。"后因以"陟屺"为思念母亲之典。

④ 怙恃（hùshì 户世）：父母的合称。

⑤ 奁资：女子出嫁时，从娘家带到婆家的财物。

⑥ 修脯：旧时称送给老师的礼物或酬金。

⑦ 元门：即玄门，指道教。

研内典，纂辑藏经，批注不辍寒暑，手录成帙者三百余卷。持斋三十余年，朝夕拜诵，未尝一日息，继父志于郡南宏济庵。每月朔①举放生，会正月倡首捐资，年近八旬，终始如一。望日②，则讲解诸经于西郊之楞严静室，座右一联曰：正在梦中能自觉，全于假处见真如。居家则权量必平，偿租谷、鬻③薪蔬者每歌颂于路。尝曰：农人最苦，负担利微，我吃亏有限，若辈不无小补。其他周急施惠不能悉数。总之孝以事亲，敬以事师，厚以睦族，严以训子，慈以与众。事迹斑斑，允堪楷式④当世。虽数奇不偶⑤，然不于其身，必于其子孙。今长君孚笃于孝友，立品端方，岂止食气黉宫⑥，推文坛祭酒，公亦可以无遗憾于后矣。_{松源}等谊切葭莩⑦，情兼世讲⑧，阐扬盛德，乃分之宜。而触笔生悲，实多挂漏，以长君命，不敢以不文辞。谨状。

十君_讳松源_字渭川_号磊轩执笔，公同参订共四十余位，皆一时端方正直诸君子也。

---

① 朔：指农历每月初一。

② 望日：指农历每月月半。

③ 鬻（yù 玉）：卖。

④ 楷（kǎi 慨）式：典范。此谓作为典范。

⑤ 数奇不偶：指命运不好，事多不顺利。用以形容人的经历坎坷，潦倒失意。奇，单数，古人认为单数不吉；不偶，不遇。

⑥ 黉（hóng 洪）宫：学宫。

⑦ 葭莩：芦苇里的薄膜。喻关系疏远淡薄。

⑧ 世讲：朋友的后辈。

校注后记

　　《医学粹精》系清代医家陈嘉璨编撰。本书为慎斋学派传学之秘本，辑集五书。分别是周慎斋著、陈嘉璨注《脉法解》二卷，周慎斋《慎斋三书》三卷，查万合《正阳篇选录》，胡慎柔《慎柔五书》一卷，陈嘉璨《陈氏笔谈》一卷。书中附有"周慎斋先生列传""查了吾先生列传""慎柔师小传"及"先严行状略录"，更便于了解医家的生平经历。

　　周之干，字慎斋，明代著名医家。生于明正德年间，享年七十九岁。因中年病疾，寻医无效，即潜心专研岐黄之术。初从查了吾游，又尝就正于薛立斋之门。慎斋之学，脱胎于查、薛，而受薛氏的影响较大。其在当时医名甚著，《本草述钩元·武进阳湖合志》云："自明以来，江南言医者，类宗周慎斋。"慎斋一生因忙于诊疗，无暇著书，现存《慎斋遗书》《周慎斋医旨》及《医家秘奥》均是其口述后，由门人整理而成。其高徒胡慎柔在《慎柔五书》中言到："慎斋先生名满海内，从游弟子日众，师随侍，每得其口授语，辄笔之。先生初无著述，今有语录数种行世，多师所诠次也。"勾吴通人为《慎斋遗书》所作之序中称："明季东周之幹慎斋氏，生乎两千年后，而独得仲景之精髓，直架李刘朱张而上，有非季世俗医所能仿佛二三也。"可见周慎斋医名之著，对后世医家影响之深。

查万合，号了吾。明代安徽泾县人。从名医周慎斋游，尽得师传，针术最精，人称"半仙"。胡慎柔（1572—1636），法名住想，号慎柔。明末江苏武进县人。本儒家子，幼年寄育僧舍，及长，削发为僧。素好读书，凡佛乘、经史，无不研览。后因过劳患瘵疾，几至不起，经查了吾治愈，遂随查氏习医十余年，学识过于其师，查氏复荐之于周慎斋，随周氏应诊，每得其口授则笔录之，术益进。临终前将手札及生平著作授予门人石震，由石氏订正刊刻，名《慎柔五书》（1636）。其内容以内科虚损类疾病为主，兼及其他杂病的证治。从周慎斋门人的著作中亦可以窥探其学术思想和临证经验。

慎斋之学，尤善脉诊，《医学粹精》首载《脉法解》两卷，凡例更言："脉法上下两篇，言简义赅，乃学医者之透关文字，必须将本文纲领熟读，融会贯通……"诚如其言。慎斋精通内伤杂病，且善以五行制化、阴阳升降之理解释及治疗疾病。在其著作中，深刻阐述了阴阳五行生化学说，认为对于人体健康，调整阴阳五行才是主要目的。在临床过程中，他熟练地运用五行的生克关系，以其为掌握脏腑病理变化及治疗用药的依据。由于学术源流的关系，周氏对脾胃内伤学说尤有发挥，主要体现在阐明脾胃气机的升发与气血、阴火的关系；分析脾胃内伤发热的机制，并在前人的基础上，对其治疗有一定的发展，提出了补脾阴的证治方药，强调病后调理脾胃。他丰富和发展了东垣的脾胃内伤学说，为后世临床实践开辟了蹊径。在长期的临床实践中，周慎斋还尤重辨证，并总结其平生经验，概括为二十六字元机。因此，深入研究整理他的学术思想，有助于我们研究和发展脾胃学说，为临床实践和科学研究提供理论依据。

总 书 目

I

本　草